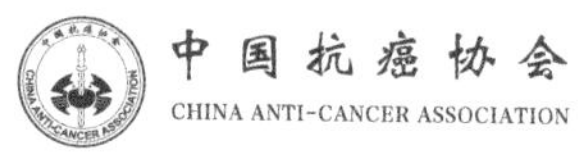


# 超声显像

## 中国肿瘤整合诊治技术指南（CACA）

CACA TECHNICAL GUIDELINES FOR HOLISTIC INTEGRATIVE MANAGEMENT OF CANCER

**2023**

丛书主编：樊代明

主　　编：李安华　魏　玺　吴　薇

经　翔　武金玉　刘　敏

天津出版传媒集团

天津科学技术出版社

图书在版编目(CIP)数据

超声显像 / 李安华等主编. -- 天津 : 天津科学技术出版社, 2023.5
(“中国肿瘤整合诊治技术指南(CACA)”丛书 / 樊代明主编)
ISBN 978-7-5742-1141-4

Ⅰ. ①超… Ⅱ. ①李… Ⅲ. ①肿瘤—超声波诊断 Ⅳ. ①R730.4

中国国家版本馆CIP数据核字(2023)第077115号

---

超声显像
CHAOSHENG XIANXIANG

策划编辑：方 艳
责任编辑：马妍吉
责任印制：兰 毅
出 版：天津出版传媒集团 / 天津科学技术出版社
地 址：天津市西康路35号
邮 编：300051
电 话：(022)23332695
网 址：www.tjkjcbs.com.cn
发 行：新华书店经销
印 刷：天津中图印刷科技有限公司

---

开本 787×1092 1/32 印张6.5 字数90 000
2023年5月第1版第1次印刷
定价：76.00元

# 编委会

**丛书主编**

樊代明

**主　编**

李安华　魏　玺　吴　薇　经　翔　武金玉　刘　敏

**副主编**

王晓庆　朱佳琳　梁　轩　戴　莹　张仲一　阚艳敏
王增芳　沈久洋

**编　委**（以姓氏拼音为序）

常璐晨　程　文　侯文静　姜彬彬　蒋天安　李德毅
李　芳　李　攀　梁　雪　林　僖　周世崇　刘　丹
刘广建　刘　琦　唐丽娜　王延杰　邢　雁　徐　栋
徐辉雄　徐　鑫　于　韬　张　波　张伟民　张煜华

# 目录 Contents


**第一章 超声显像概论**……001

一、超声显像概述……003

（一）超声显像定义……003

（二）范畴和种类……003

（三）作用机制……003

（四）超声显像技术发展时间和空间……004

二、超声显像历史沿革……005

（一）国际发展历史……005

（二）国内发展历史……009

**第二章 浅表肿瘤**……013

一、甲状腺肿瘤……015

（一）适应证……015

（二）检查方法……015

（三）检查内容……015

（四）注意事项……016

（五）甲状腺影像报告与数据系统……016
（六）超声造影……018
（七）超声弹性成像……019
（八）穿刺活检……021
二、乳腺肿瘤……024
（一）适应证……024
（二）检查方法……025
（三）操作流程……026
（四）乳腺超声评估分类……032
（五）注意事项……034
（六）腋窝淋巴结……034
三、浅表淋巴结……035
（一）适应证……035
（二）禁忌证……036
（三）检查方法……036
（四）检查内容……039
**第三章 肝脏肿瘤**……043
一、检查方法……045
（一）常用检查方法……045
（二）患者准备……045

（三）体位……045
（四）仪器……046
（五）适应证……046
二、操作流程……046
（一）常规超声……046
（二）超声造影……050
三、局限性和副作用……051
（一）标准切面问题……052
（二）扫查全面性问题……052
（三）超声造影技术依赖、人员依赖问题……053
四、超声诊断……054
（一）良性肿瘤……054
（二）恶性肿瘤……057
第四章 胆囊肿瘤……063
一、检查方法……065
（一）病人准备……065
（二）病人体位……066
（三）扫查方法……067
（四）测量标准……068
二、适应证……069

（一）胆囊占位性病变的定性诊断 ……………………069
（二）胆囊恶性病变的分期 ………………………………069
（三）胆囊良性增生性病变的随访 …………………………070
（四）黄疸的鉴别诊断 ……………………………………070
（五）胆囊的超声导向介入性诊断和治疗 ……………………070
（六）恶性肿瘤各种治疗后疗效评价及随访 …………………070
三、局限性与副作用 ……………………………………070
（一）局限性 …………………………………………070
（二）副作用 …………………………………………071
四、操作流程 ……………………………………………071
五、超声诊断 ……………………………………………073
（一）胆囊癌 …………………………………………073
（二）胆囊腺肌增生症 ……………………………………075
（三）胆囊息肉 ………………………………………076
（四）胆囊腺瘤 ………………………………………077
**第五章　肾脏肿瘤** ……………………………………079
一、检查方法 ……………………………………………081
（一）仪器选择 ………………………………………081
（二）检查前准备 ………………………………………081
（三）检查体位 ………………………………………081

（四）标准切面……081
（五）检查技巧……082
（六）检查内容……082
二、肾脏肿瘤……083
（一）肾血管平滑肌瘤（错构瘤）……083
（二）肾血管瘤……084
（三）肾脂肪瘤……084
（四）肾细胞癌……085
（五）肾集合管癌……086
（六）肾髓质癌……087
（七）原发性肾类癌……089
（八）肾母细胞瘤……090
（九）肾盂癌……091
（十）肾神经母细胞瘤……091
（十一）肾肉瘤……092
三、肾脏肿瘤超声造影……093
（一）适应证……093
（二）禁忌证……094
（三）检查前准备……094
（四）操作方法……094

（五）超声造影表现……094
（六）注意事项及处理……095
四、肾肿瘤的介入诊断……095
（一）适应证……095
（二）禁忌证……095
（三）术前准备……096
（四）仪器设备……096
（五）操作方法……096
（六）注意事项……097
（七）并发症……097
（八）预防及处理……097
**第六章 胰腺肿瘤**……099
一、正常超声解剖……101
（一）正常超声解剖概要……101
（二）仪器设备……101
（三）检查前准备……102
（四）检查体位……102
（五）标准切面……102
（六）检查方法……102
（七）检查内容……103

（八）适应证……103
（九）禁忌证和局限性……104
二、胰腺肿瘤……104
（一）胰腺囊腺瘤……104
（二）胰腺导管内乳头状黏液性肿瘤……106
（三）胰腺实性假乳头状瘤……107
（四）胰腺导管腺癌……108
（五）胰腺腺泡细胞癌……111
（六）壶腹周围癌……112
（七）胰腺转移肿瘤……113
（八）胰腺神经内分泌肿瘤……113
（九）胰母细胞瘤……115
（十）胰腺淋巴瘤……116
三、胰腺超声造影……117
（一）适应证……117
（二）禁忌证……117
（三）检查前准备……118
（四）操作方法……118
（五）常见胰腺病灶超声造影表现……119
四、胰腺介入诊疗的应用……120

（一）适应证……120
（二）禁忌证……120
（三）操作前准备……121
（四）仪器设备……121
（五）操作方法……122
（六）注意事项……122
（七）并发症……123
**第七章　子宫肿瘤**……125
一、经腹超声……127
（一）检查方法……127
（二）适应证……127
（三）优越性和局限性……128
（四）操作流程……128
二、经阴道超声……129
（一）检查方法……129
（二）适应证……129
（三）局限性……130
（四）副作用……130
（五）操作流程……130
（六）观察内容……131

（七）超声诊断要点 ……132
三、超声造影 ……133
（一）检查方法……133
（二）适应证……133
（三）局限性……134
（四）副作用……134
（五）操作流程……135
（六）观察内容……136
（七）超声造影鉴别宫腔良恶性病变的诊断要点……137
（八）超声造影在介入诊疗中的应用 ……137
四、三维超声 ……138
（一）检查方法……138
（二）适应证……138
（三）局限性……138
（四）副作用……138
（五）操作流程……139
（六）超声诊断……140
五、超声弹性成像 ……140
（一）检查方法……140
（二）适应证……141

（三）局限性……141
（四）操作流程……141
六、超声引导下穿刺……143
（一）检查方法……143
（二）适应证……144
（三）局限性……144
（四）副作用……144
（五）操作流程……144
**第八章　附件肿瘤**……147
一、经腹超声……149
（一）检查方法……149
（二）适应证……149
（三）优越性和局限性……149
（四）操作流程……149
二、经阴道超声……151
（一）检查方法……151
（二）适应证……151
（三）局限性……151
（四）副作用……151
（五）操作流程……152

（六）观察内容……152
（七）超声诊断要点……153
三、超声造影……154
（一）检查方法……154
（二）适应证……155
（三）局限性……155
（四）副作用……155
（五）操作流程……155
（六）超声造影诊断要点……156
四、三维超声……157
（一）检查方法……157
（二）适应证……157
（三）局限性……157
（四）副作用……157
（五）操作流程……157
五、超声弹性成像……159
（一）检查方法……159
（二）适应证……159
（三）局限性……159
（四）操作流程……160

六、超声引导下穿刺 ……………………………………160
（一）检查方法……………………………………160
（二）适应证……………………………………160
（三）局限性……………………………………160
（四）副作用……………………………………161
（五）操作流程……………………………………161
第九章 直肠肿瘤 ……………………………………163
一、检查适应证 ……………………………………165
二、检查流程 ……………………………………165
（一）准备工作……………………………………165
（二）操作步骤……………………………………166
（三）诊查要点……………………………………167
三、局限性 ……………………………………168
四、副作用 ……………………………………168
五、肿瘤分期 ……………………………………169
（一）uT 分期 ……………………………………169
（二）uN 分期 ……………………………………170
六、穿刺活检用于直肠肿物诊断 ……………………………………170
（一）穿刺活检探头选择……………………………………171
（二）穿刺活检适应证……………………………………171

（三）穿刺活检禁忌证……172
（四）穿刺活检技术要点……172
（五）活检局限性……174
（六）副作用……174
**参考文献**……176

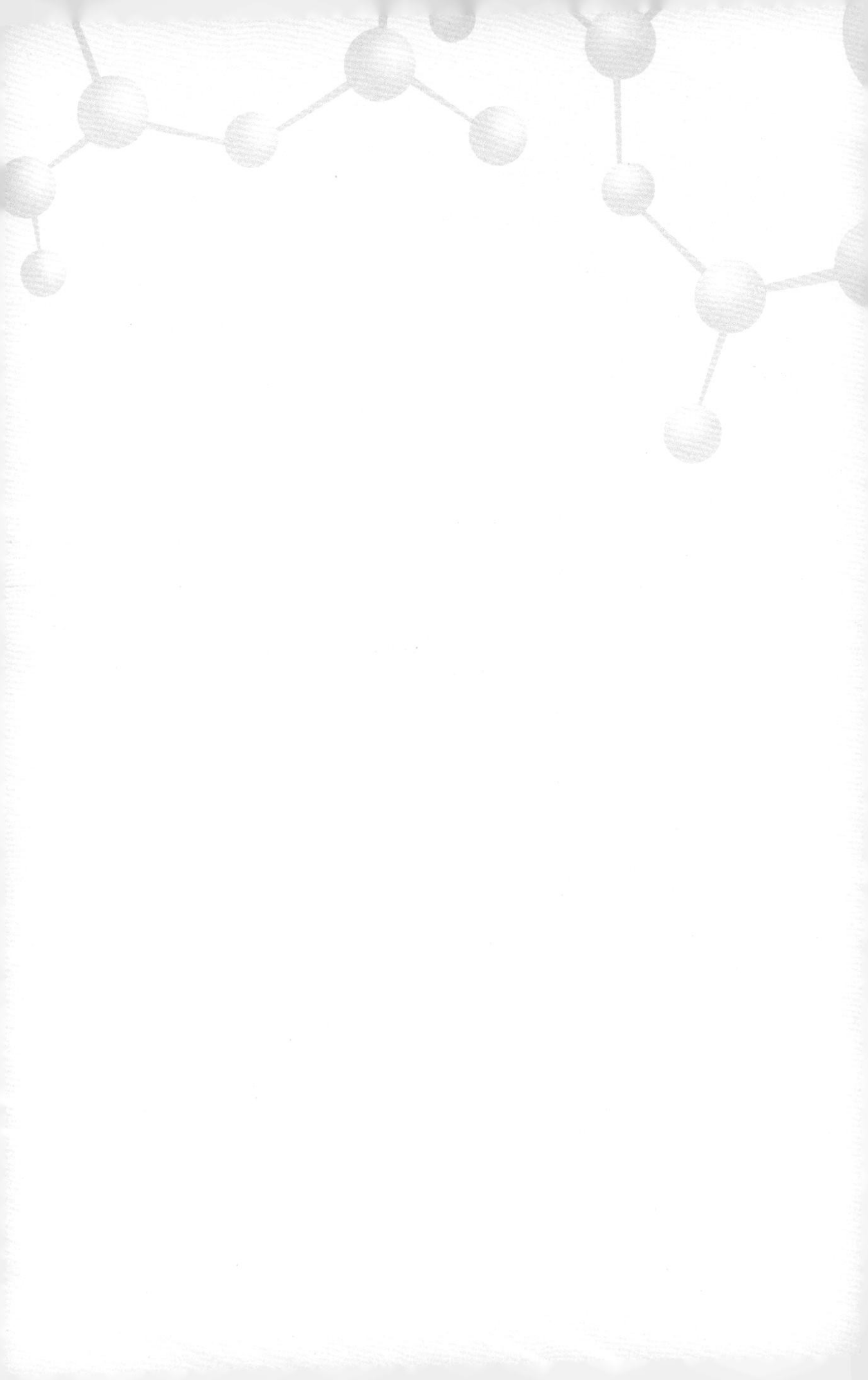

# 第一章

# 超声显像概论

## 一、超声显像概述

### （一）超声显像定义

频率高于20000 Hz（赫兹）、超过人耳听阈的机械波叫超声波。研究超声波在医学中的应用，即超声医学，是声学、医学与电子工程技术相结合的一门新兴学科。具有医、理、工整合的特点，涉及内容广泛，在人体疾病筛查、诊断、治疗、康复、监护和随访中都有较高实用价值。

### （二）范畴和种类

医用超声在应用中可归纳为检测和治疗两大类，前者包括各种超声诊断、超声显微镜、超声导盲等；后者有超声美容保健、低强度超声治疗、超声节育、超声碎石、超声减肥及高强度超声聚焦疗法（HIFU）等。近年在诊断超声引导下，用高强度聚焦超声进行治疗等诊疗整合一体化的方法逐渐增多，充分发挥了超声检测和治疗的特点和优势。

### （三）作用机制

超声医学主要是将超声发射至人体组织，利用其相互作用，达到医学诊断目的。因施用超声剂量（强度+时间）不同，作用机制各异。一是利用组织细胞的反作用，亦称被动作用，即反射、散射及透射等规律，提取其超声信号，加以显示，而成为各种超声诊断法；一是利用超声发射到组织细胞产生的生物效应，又称主动作用，达到保健、治疗的目的。从20世纪80年代以来，超声的剂量、频率及其他物理参数的应用均大为拓宽，为临床应用增加了新领域。

### （四）超声显像技术发展时间和空间

随着超声医学工程技术的进步，超声显像方法不断更新。超声探头由原来体外用的长形、圆形、凸形，发展到各种腔内探头、管内探头，尤其是细至数毫米直径的微形导管探头置于内窥镜顶端或直接导入管腔，可以介入腔内和血管内甚至心脏冠状动脉内实施诊断及辅助治疗。超声显像由以往的灰阶显示、彩阶显示发展到彩色显示，提高了对回声的识别能力。在检查时间方面，已由慢速扫查发展到快速扫查，即由静态显示发展到实时动态显示。在检查空间方面，由一维、二维超声诊断法发展到三维即立体、动态显示。目前一维超声已很少应用，而实时三维超声发展很快，超声诊断已从观察人的大体解剖结构发展到可以观察人体组织细微结构，例如超声显微镜在眼科的分辨力已达微米（μm）程度。

实时动态、立体结构、彩色显像已成为超声诊断的独特优势。

超声物理参数甚多，在医学领域中的可用性具有巨大潜力。20世纪70年代，已受到临床各科的广泛重视；80年代有更高层次的发展；到90年代，又开拓了新的领域，超声组织定征、彩色多普勒能量成像、二次谐波成像、超声内镜、超声显微镜，以及高强度超声聚焦治疗均已达到实用阶段，并在我国开展起来。进入21世纪，超声必将在整合医学时代中更加发展拓宽，占据更重要地位。

## 二、超声显像历史沿革

### （一）国际发展历史

1．A型超声诊断法

1942年奥地利KT Dussik首先使用A型超声装置，用穿透法探测颅脑。1949年他报道成功获得头部包括脑室的A型超声图像。1946年Firestone开始用A型超声反射法探测疾病。1950年美国J.J.Wild等应用脉冲反射式A型超声诊断仪分析人体组织构造，探测并获得了脑肿瘤反射波。1952年后继续有学者成功用A型超声诊断脑肿瘤、脑出血。使用频率多为1 MHz，可进入颅骨，并见到脑室的搏动性反射波。1956年瑞典L Leksell报道A型超声法成功诊断胆结石、乳腺肿瘤、肾肿瘤等。1958年芬兰的A Oksala首次报道用于眼科视网膜剥离诊断，同年又有人用于妇产科。1959年和架井敏夫等报道诊断子宫肌瘤、早期妊娠。1964年IDonald等用于探测胎儿头颅，同时陆续有诊断肝占位性病变的报道。进入20世纪70年代，除眼科外，A型超声几乎被淘汰。

2．超声显像诊断法

1952年美国DH Howry和Bilss开始研究超声显像法，先用B型超声仪器做肝脏标本显像，其后又开展颈部和四肢的复合扫查。1952年J.J.Wild首次成功获得乳腺超声声像图，称为二维回声显示（two dimensional echoscope）。1956年他又用平面位置显示器的圆周扫查法做直肠内的体腔探查。1958年GBaum等开始眼球的扇形扫查法。同年英国I Donald等用BP型超声仪诊断盆腔肿物和妊娠子宫，从此开启了眼科和妇产科的超声显像。1959年Vidosom制成快速机械扫查B型诊断仪，1961年后，不断有用机械驱动探头扫查法诊断肝、肾、膀胱等脏器的案例。以上均为慢速或准实时的成像法。20世纪60年代中期，机械的或电子的快速实时成像法启动研究。1967年Bom和Somer提出电子扫描法，同时期西德应用双晶片旋转式探头的机械方形扫查，做妇产科实时成像。1971年N Bom报道用20个晶片的电子线阵扫查法，做心脏、胎儿等实时成像。1973年机械扇形扫查和电子相控阵扇形扫查等实时成像法均成功应用于临床。1975年Greenlewf开始用计算机处理超声图像，在英、美又有C型超声诞生。20世纪70年代中期以来，应用灰阶及DSC和DSP技术，使超声仪器体积缩小，图像质量提高，普及加快。至80年代，环阵、凸阵探头产生，以及各种腔内、管内探头等介入超声的应用，实用超声显像法更受到重视，发展最为迅速。90年代初，三维成像及彩色显像技术有了新的进步。1989年由Kretytechnik AG首先发明，并作为商品推出市场，在二维基础上，利用超声反射原理，取得多个声轴与空间位置的图像，加以重建后得到某感兴趣区域的横切面、纵切面、C切面及三维轴向切面的图像，沿着某轴心可以旋转、观察，此法可用于观察胎儿是否有畸形，周围血管与肿瘤有否粘连等。重建的三维成像在乳腺、直肠应用上也非常广泛。近年来实时三维成像法在心脏及胎儿的诊断方面，有突出的优势，已在临床应用。

3．M型超声诊断法

1954年瑞典Edler首先用超声光点扫描法诊断心脏疾病，报道正常二尖瓣曲线形状。1955年报道探测二尖瓣狭窄获得特异性回声图及心包积液等。其后，欧美等地区有多人用M型超声诊断多种心血管疾病，并称此法为超声心脏图（ultrasonic cardiogram）或回声心脏图（echoic cardiogram）。1966年陆续有人将其用于探测人造二尖瓣的活动曲线及功能状态，后又有人试用此法获得二维图像。现在多与B型超声联合应用。

4．多普勒超声诊断法

首先将多普勒效应原理用于超声诊断的是日本的里村茂夫。1957年里村与吉田常雄等多次报道连续式D型超声诊断，认为从超声频移的信号中可判断心脏瓣膜病。1959年Fram Kein制成脉冲多普勒超声。1964年Calagan用多普勒超声探测胎儿和血管。1973年Johnson等首先介绍选通门脉冲多普勒超声诊断室间隔缺损，Golder等用以诊断房间隔缺损。20世纪80年代，彩色多普勒超声兴起，可探查心脏、大血管多种疾病，且取得满意诊断效果。1982年挪威Aaslid首次报道经颅多普勒（TCD）技术的应用，以后Aaslid与工程技术人员合作，最先制出彩色三维经颅多普勒超声扫描仪，可做颅内血管多种切面，显示脑血管分布及血流方向和速度。继之多普勒超声血流成像、多普勒超声能量成像问世并向各国推广。

### （二）国内发展历史

20世纪50年代初期我国开始应用超声波疗法，50年代末期兴起超声诊断，两者均迅速普及，尤以后者发展更快，种类亦多，引起医学界注目。

超声诊断法从1958年开始，至今已40余年，从一维静态诊断法发展到多种方式。凡国外兴起的方法，我国均有。1958年11月上海市第六人民医院安适等首先用江南造船厂生产的江南Ⅰ型超声波探伤仪探索人体，当年12月用于临床，随即在上海各医院推广，对肝、胃、乳腺、肾脏疾病及葡萄胎等进行诊断，与此同时，成立了上海市超声医学研究组。

二维超声心动图的研究：至1996年各地陆续应用静态、动态及延迟动态三维重建超声诊断，在脏器结构和其空间关系方面较之二维显像又前进了一步。21世纪初，实时三维彩色显像已在我国应用和逐步推广。

超声频移诊断法（多普勒超声诊断法，D型超声诊断法）：1960年，上海市第三人民医院燕山等首先用连续式多普勒超声诊断仪探测心脏。使用仪器为仁济医院共同研制。1962年徐智章等又用D型超声诊断脉管炎、动脉阻塞、动脉瘤。1965年北京军区总医院将其用于探测胎心。其后用于探测胎盘、脐带、动脉、静脉，获得不同的多普勒信号音，用以判断某些疾病。70年代，此法被用于分娩监护，并在许多医院开展。1982年解放军总医院引进美国ATL公司脉冲多普勒诊断仪，李翔首先开展脉冲式多普勒超声诊断法，继而上海等地均开始应用。根据多普勒频谱做血流流向及流速的分析，使心血管病的超声诊断又迈进了一步。1985年北京阜外医院、武汉协和医院引进日本彩色多普勒超声诊断仪。80年代中期以来，许多医院已配备彩色多普勒超声诊断仪。1987年我国研制出脉冲式多普勒超声诊断仪，1988年引进TCD诊断技术，1989年已生产彩色多普勒血流成像系统超声诊断仪，1990年后引进了彩色三维经颅多普勒超声显像仪，TCD技术在我国很快发展起来。1995年北京军区总医院简文豪开展多普勒组织成像法，包括多普勒超声能量图法。

2004年起超声造影技术在中国开始快速普及。2012

年国际超声造影指南工作组中第一次出现三位中国人。同期，弹性成像、三维重建、虚拟导航等新技术在中国快速应用，与国外基本同期。国产超声仪器直追日、美著名品牌仪器，搭配的新技术层出不穷。2020年前后，中国人在研发光声成像、透射成像、乳腺三维自动成像等技术方面也有不俗表现。已经有国产仪器进入三期临床研究或使用。

# 第二章

# 浅表肿瘤

## 一、甲状腺肿瘤

### （一）适应证

（1）甲状腺肿大或萎缩。

（2）鉴别甲状腺囊性、囊实性或实性结节。

（3）鉴别单发或多发结节。

（4）鉴别良性与恶性结节。

### （二）检查方法

（1）仪器：选用9~16 MHz的高频线阵探头，直接进行检查。

（2）体位：一般取仰卧位，肩部垫一枕头，头稍后伸，充分暴露颈前及侧方。检查颈侧方淋巴结时，可采取左侧或右侧卧位。

（3）方法：①双侧叶横切面（峡部水平）测量横径和前后径。②双侧叶矢状切面（纵切面）测量上下径。正常甲状腺可以不测量纵切面。

### （三）检查内容

（1）甲状腺肿大或萎缩（正常参考值：长径4.0~5.5 cm，横径2.0~2.5 cm，前后径1.0~1.5 cm，峡部前后径小于0.4 cm）。

（2）甲状腺内如有结节，应确认结节位于左侧叶、右侧叶还是峡部，单发还是多发。

（3）甲状腺结节是囊性、囊实性或实性结节。

（4）甲状腺结节的回声、形态、边缘，以及是否存在局灶强回声。

（5）颈部淋巴结是否肿大或异常。

（6）如有彩色多普勒超声仪，还应观察甲状腺或其结节内部及周边血流情况。

## （四）注意事项

（1）颈部发现异常淋巴结时，应注意是否来自同侧甲状腺病变。

（2）甲状腺峡部上方囊肿，应考虑患甲状舌管囊肿的可能，颈侧方囊肿应考虑来自鳃裂囊肿或淋巴管囊肿的可能。

## （五）甲状腺影像报告与数据系统

2009年，智利学者首次提出了甲状腺超声影像报告和数据系统（thyroid imaging reporting and data system，TI-RADS）。近年来多个国家和组织提出各自的TI-RADS，本指南对多个TI-RADS分类标准进行了改进，提出TI-RADS如下：甲状腺恶性结节的6个显著超声特征——实性、极低回声、边缘不规则或甲状腺外侵犯、纵横比≥1、微小钙化和血流信号丰富。依据甲状腺结节符合恶性超声特征的个数进行分类。

TI-RADS分类标准及处理原则：

（1）0类：临床疑似患者超声无异常所见，需要追加其他检查。

（2）1类：正常甲状腺，无需进一步随访。

（3）2类：检查为良性结节，未见明显恶性征象，恶性风险为0，必要时随访。

（4）3类：可能良性结节，具有1项恶性特征，恶性概率≤5%，建议6个月随访或必要时行细针穿刺活检。

（5）4类：可疑恶性，若结节直径≥0.5cm，可行细针穿刺活检；若结节直径<0.5cm，则建议随访。

4a类：符合2项恶性特征，恶性概率为6%~30%；

4b类：满足3~4项恶性特征，恶性概率为31%~80%；

4c类：满足5~6项恶性特征，恶性概率为81%~95%。

（6）5类：考虑恶性，颈部有明确转移性淋巴结的超声特征，恶性概率>95%，建议手术治疗。

（7）6类：经活检证实的恶性病变。建议手术治疗。

## （六）超声造影

超声造影是通过向静脉内注射对比剂来显示目标组织的微血管灌注情况，能更真实地反映甲状腺结节的灌注情况，其可分为定性评估和定量评估。定性评估的观察指标包括病灶边缘、形状、增强方向、增强强度、增强均匀性，定量评估中最常用的指标是造影剂到达和消退的时间、达峰时间、峰值强度、曲线下面积。

1.适应证

（1）甲状腺结节良恶性鉴别诊断。

（2）甲状腺结节超声引导下穿刺活检评估。

（3）甲状腺结节消融治疗前后评估。

2.操作流程

（1）超声造影前应充分告知患者造影剂使用注意事项，并签署知情同意书。

（2）仪器：选用9~12 MHz的高频线阵探头进行检查，超声诊断仪需配有超声造影功能模块。

（3）体位：一般取仰卧位，肩部垫一枕头，头稍后伸，充分暴露颈前及侧方。

（4）方法：① 常规超声检查，确定甲状腺目标结节位置。② 肘部建立静脉通道。③ 造影剂制备：SonoVue干粉中注入 5 mL 0.9% 的生理盐水，充分摇匀制成六氟化硫悬浊液。Sonazoid 冻干剂采用 2 mL 注射用水稀释，充分摇匀制成悬浊液。④ 注射造影剂：SonoVue 每次注射剂量为 2.4~4.8 mL；Sonazoid 每次注射剂量为 0.6~0.8 mL（0.015 mL/kg/次）；经肘浅静脉快速推注造影剂后，推注 5 mL 生理盐水，同时启动计时器。⑤ 全程记录病灶动态增强过程，并储存动态图像；后续应用分析软件对造影动态图像进行处理分析。

3. 并发症

（1）局部出血和疼痛。

（2）过敏反应：发生概率较低，主要有胸痛、头晕、低血压、皮疹等。

4. 局限性

超声造影在甲状腺的应用主要是判断囊实性结节中实性成分有无血供、引导穿刺、评价消融治疗效果。由于甲状腺乳头状癌多为乏血供，故超声造影对结节的良恶性鉴别诊断价值有限。

## （七）超声弹性成像

超声弹性成像的基本原理：对待检组织施加一个内

部或外部的动态或静态激励，根据弹性力学、生物力学等物理规律，使受检组织将会产生一个响应，在位移、应变及速度分布上产生一定差异。利用超声成像技术及数字信号、图像处理等方法，能估测组织内部形变情况，从而间接或直接反映组织内部力学属性差别。主要有三种技术：实时超声弹性成像、剪切波弹性成像、声辐射力脉冲弹性成像。弹性成像的评估方法分为定性法、半定量法和定量法。

1.适应证

（1）评估甲状腺结节和周围组织的硬度。

（2）评估射频消融前后组织的硬度。

2.操作流程

（1）仪器：选用高频线阵探头进行检查，超声诊断仪配有弹性成像功能模块。

（2）体位：一般取仰卧位，头稍后伸，充分暴露颈前及侧方。

（3）方法：①常规超声检查，确定甲状腺结节位置。②定性分析方法：操作时感兴趣区（ROI）应包括病灶及2倍于病灶大小的周围正常组织。

3.局限性

由于操作受颈内动脉等血管波动影响较大，且甲状腺体积很小，无法准确框定测量和参考区域，故对结节良恶性鉴别诊断价值不大。

（八）穿刺活检

甲状腺细针穿刺抽吸活检（fine needle aspiration biopsy，FNAB）是术前评估甲状腺结节良恶性敏感度和特异度较高的方法。超声引导下FNAB可进一步提高取材成功率和诊断准确率，且操作简便易行，有助于减少不必要的甲状腺结节手术，并帮助确定恰当手术方案。

1.适应证

依据患者的临床情况和（或）超声检查结果选择需要进行穿刺的甲状腺结节。近年来，国内外多部指南指出：凡直径大于1 cm的甲状腺低回声实性结节，均可考虑FNAB检查。直径小于1 cm的甲状腺结节，如存在下述情况，可考虑在超声引导下行FNAB。

（1）超声提示结节有恶性征象（疑似乳头状癌、髓样癌或未分化癌等）者。

（2）伴甲状腺相关颈部淋巴结超声影像怀疑异常者。

（3）童年期有颈部放射线照射史或辐射污染接触史者。

（4）多发性内分泌肿瘤2/家族性髓样癌-相关RET癌基因变异者。

（5）超声随访显示结节实性区域动态增大、血流信号增多或出现恶性征象者。

（6）具有强烈意愿且获得病理学诊断或基因检测者。

2.禁忌证

（1）患者存在严重出血倾向。

（2）患者存在不稳定型颈动脉斑块，斑块有脱落的风险者。

（3）患者难以有效配合穿刺操作者。

（4）甲状腺结节的超声影像特征高度趋于滤泡性肿瘤。

（5）对最大径小于5 mm的结节，穿刺部位困难或超声显示不清，操作者不能有效完成者。

3.操作流程

（1）术前复习影像学资料，确认活检位置，向患者及家属交代穿刺目的及风险，并签署知情同意书。确认患者血常规、凝血功能、流行病学等检验结果无异常。

（2）取平卧位，颈肩部用枕头垫高。先用高频超声探头扫查，确定穿刺点、穿刺途径。

（3）常规消毒铺巾、消毒探头或给探头套无菌套。

（4）可单人一手持探头，另一手持针操作（徒手穿刺）；也可助手持探头引导，术者持针操作多点取材，徒手穿刺法更适合FNA操作。用消毒过或无菌探头套包裹探头，涂抹无菌耦合剂再次确定穿刺点和穿刺路径，然后注射1%~2%利多卡因局麻。

（5）在实时超声监视引导下，将穿刺针自探头的侧缘刺入，进针方向应保持与探头长轴平行，以便清晰显示针体（穿刺时避开大的血管及重要器官）。确认穿刺针进入病灶，开始取材，取材方法有两种。① 负压法：5 mL注射器保持1~2 mL负压进行反复提插抽吸约10~20次，抽吸时可改变针道方向，尽量对结节多点取材，尤其是对超声可疑部位（如钙化区）重点取材。取样满意后，去除负压再退针，避免退针过程中其他非结节组织吸入针道。② 虹吸法：21~23 G穿刺针在结节内提插或原地旋转针芯后静置数秒，使切割的细胞进入针内。

（6）拔针后，将针头内细胞液进行涂片，置入95%乙醇固定。剩余液体推入液基细胞保存液中，标本瓶注明来源及部位，完整填写重要临床信息后，送细胞病理学。石蜡微包埋切片后可行细胞病理、免疫组化检测或基因检测。

（7）拔针后要充分压迫止血，复查病灶无出血，可结束操作。穿刺处覆盖无菌敷料。

4.并发症

（1）出血。抽吸活检中一旦出现出血，立即停止操作，按出针头压迫止血，多数血肿可自行吸收，不需要特殊处理。

（2）感染。

（3）疼痛。

## 二、乳腺肿瘤

### （一）适应证

（1）乳腺脓肿。

（2）孕妇、哺乳期及年轻妇女乳腺检查。

（3）评价临床可触及但X线摄影阴性的肿块。

（4）评价X线摄影不能明确诊断的病例。

（5）鉴别乳腺肿块的囊性、囊实性或实性。

（6）鉴别诊断乳腺肿块良恶性。

（7）男性有乳腺肿块者。

## （二）检查方法

1. 仪器调节

常规检查采用彩色多普勒超声仪实时线阵高频探头，探头频率为7.5~10.0 MHz，有条件的可用到10.0~15.0 MHz或更高频率的探头。若肿块位置很表浅，需提高探头频率或使用水囊衬垫；而5 MHz的探头对深部较大的占位、假体充填物等显示较好。扫查深度调至能看到乳腺深部肺表面为宜，同时观察病灶全貌。彩色多普勒扫查需降低彩色速度标志（速度标尺调至5 cm/s以下），灵敏度调节至不产生彩色噪声为宜。彩色多普勒频谱取样容积调至最小，并依据病灶大小形态与检测目的进行优化。

2. 检查体位

一般取仰卧位，双手上举至头上，以充分暴露乳腺及腋窝等部位，检查乳腺外侧象限时，可用半侧卧位。

3. 常规检查方法

由于乳腺腺体范围较大，每位检查者应按固定程序进行扫查，以免遗漏。有以下两种方法供参考：①按顺时针或逆时针顺序，以乳头为中心向外行辐射状扫查；②按先横切后纵切的顺序，从上到下、从左到右逐一切面扫查。总之，变换扫查位置应与已扫查切面有部分重叠，每一扫查都应达到乳腺边缘脂肪组织为止。

### （三）操作流程

1. 基本要求

检查时应先对乳腺及周围组织进行全面扫查，然后对发现病灶区域进行重点扫查，特别是触诊或乳腺X线摄影发现有肿块的部位更应仔细扫查。检查内容包括：位置、大小或范围、形态、边缘、内部及后方回声、钙化和周围组织（包括皮肤、胸肌及库柏韧带等结构）的变化等。病灶大小或范围测量应选取最大平面，测量两条相交且互相垂直经线，且在此切面垂直的最大平面测量第三条经线。测量时，游标应放在病灶边缘外侧，当肿物边缘模糊时，应根据最大边缘部分或周边声晕测量。在灰阶超声声像图基础上辅以彩色及能量多普勒超声检查，观察血流分布、走向，并在频谱多普勒上测量各种血流参数。条件具备者，可采用超声三维成像、超声弹性成像和超声造影等辅助完善诊断。同时应检查腋窝淋巴结，必要时检查锁骨上下及颈部淋巴结。

2. 图像存储

图像存储内容应包括患者诊疗记录号码（门诊、住院号，超声登记号），患者姓名、年龄、性别，以及设备名称型号和检查条件标识。另外，还应该留存体位标记，包括左/右乳标记、病灶位置（钟点法描述）、距乳头中央距离及显示肿物时探头切面方向标识。对检查未发现异常的患者，应留存双侧乳腺各个象限放射状切面的声像图，以证明对患者做过全面的超声检查。

3.报告书写

为了保证超声报告的准确性与标准化，应对超声报告描述性语言进行统一定义。

（1）回声模式：按照回声强弱定义为无回声、低回声、等回声、高回声、不均匀回声。

（2）正常乳腺组织声像图表现：正常乳腺组织，由浅至深依次为皮肤、浅筋膜及皮下脂肪、乳腺腺体、深筋膜、胸肌、肋骨。

（3）乳腺异常区域声像图表现：扫查中发现的异常区域应从不同切面全面观察，以排除正常组织及结构，如脂肪组织、肋骨等，局灶病变需照以下征象描述。

1）病灶：形状（椭圆形/圆形/不规则形）、方位（平行/非平行）、边缘（完整/不完整）、回声模式（均匀/不均匀）、后方回声特征（不变/增强/衰减/混合特征）。

2）周围组织：a.皮肤及皮下脂肪组织增厚或水肿；b.皮肤凹陷、高低不平；c.病灶周围组织水肿；d.结构扭曲、浅筋膜层、腺体层、深筋膜层及胸肌层改变；e.库柏韧带改变；f.腺体内导管异常性扩张。

3）钙化：分为导管内/肿块内/肿块外钙化。钙化的形态分布可描述为单一、成簇、散在或弥漫等。

4）血管评估：病变区域没有血流信号；病变区域与周围正常组织相比血流信号相似；病变区域较周围正常组织血流信号明显增多。

4.报告组成

乳腺超声报告书写语言应具体简洁，使用不加修饰的标准化术语。

（1）患者信息的记录。

（2）双侧乳腺组织整体声像图的描述。

（3）有意义的异常病灶声像图描述。

1）记录病灶：包括病灶所在侧、位置（钟表盘定位、距乳头距离等）和大小（至少两个径线，病灶较大可测量三个径线）。

2）病灶声像图描述：按照BI-RADS分类标准内容

逐一进行描述，包括病灶形状、边缘、内部及后方回声、周围组织回声、钙化、血流信号等。

3）结论：包括乳腺正常或异常、发现病灶的物理性质、对应的诊断分类及相应的处理建议（在分类中默认），可能的话，尽量做出适当的临床诊断。

5.彩色多普勒

用于评估腺体及病灶内血管的检查，诊断意义除阻力指数（resistance index，RI），其他参数均有较多争议，一般恶性肿瘤内RI大于0.70。

6.其他技术

（1）超声弹性成像：超声弹性成像技术在乳腺病变的运用最为成熟广泛。主要有两种类型，即应变弹性成像（strain elastography，SE）和剪切波弹性成像（shear-wave elastography，SWE），这两种技术应用不同的方法检测组织硬度，各有优缺点，互为补充。SE评估当外力加压时组织的形变，组织越软，形变越大。通过比较成像区内不同组织的形变程度，可以生成反映组织相对硬度的图像（红蓝绿彩色）。应变的半定量方法是应变率。应变率是感兴趣的组织或肿块的硬度除以参照组织的硬度。对于乳腺超声弹性成像，计算应变率的参照组织是脂肪。

剪切波弹性成像（SWE）是定量技术，即可以获得硬度值。硬度值可显示为剪切波速度（m/s）或杨氏模量（kPa）。SWE有两种类型，一种是在单独一个小的感兴趣区内测量剪切波速度（单点SWE），另一种是在较大的成像区内进行彩色编码成像（2D-SWE）。单点SWE技术在乳腺中应用非常有限，因为在一个恶性肿瘤内部硬度变化非常大，最大硬度区也不能准确判断。因此本指南仅讨论2D-SWE，其基本原理是应用强脉冲激励组织，产生垂直于声束的剪切波。以下是两种方法的临床应用。

1）应变弹性成像（SE）：有三种方法可用来判定良恶性，分别是E/B比值、5分法和应变率。

① E/B比值：乳腺恶性病变在弹性图上比在普通二维声像图上大，而良性病变则相反。病变在弹性图上的长度与在二维声像图上的长度之比，即E/B比值，可用来判定乳腺病变的良恶性，具有较高的敏感性和特异性。有研究应用E/B比值定性乳腺肿物良恶性，结果显示敏感性为99%~100%，特异性为87%~99%。

② 5分法：5分法可用来定性乳腺病变。1分代表病

变软；2分表示病变同时包含软和硬的成分；3分代表病变硬且在弹性图上比二维声像图小；4分代表病变硬且在弹性图上与二维声像图大小相同；5分代表病变硬且在弹性图上比二维声像图大。1~3分提示良性病变，4~5分提示恶性病变，其诊断敏感性为87%~93%，特异性为86%~90%。

③ 应变率：将感兴趣区分别放在病变和参照组织内，计算两种组织的硬度比值，即应变率。脂肪的硬度在同一乳腺内和不同个体之间都相当恒定，常用来作为参照组织，这时应变率常被称为病变/脂肪比值。

2）剪切波弹性成像（SWE）：采用病变和（或）周围约3 mm组织的最大硬度值（$E_{max}$）来判定病变良恶性。病变周围常有高硬度的晕环，可以用来定性病变。文献报道的鉴别良恶性病变推荐的截断值为4.5 m/s（60 kPa）~ 5.2 m/s（80 kPa）。应用2D-SWE鉴别良恶性病变的敏感性为89%~97%，特异性为81%~85%。一项大规模多中心研究显示，以5.2 m/s（80 kPa）作为截断值，与单独应用BI-RADS分类相比，加用SWE提高了病变的定性能力。

3）联合应用SE和SWE：SE对乳腺病变的评估难点

通常在良性病变，因为其硬度值与腺体组织相似，所以经常难以显示，E/B比值无法准确计算。SWE评估难点通常在恶性病变，尤其在剪切波未产生或不足以准确评估其硬度时。两种技术联合可以提高准确性，SE和SWE结果一致时，结论的可信性增加，否则需要其他评估方法。

(2) 三维成像：乳腺病灶的三维成像最主要的作用是通过对病灶进行三维重建，获得病灶冠状面图像，此切面很难在二维超声上观察到，是对二维超声的补充。冠状面上的“火山口”征、“汇聚征”等是浸润性癌的特征。

(3) 超声造影：超声造影在乳腺疾病诊断中受到探头频率、造影剂及病变血管生长等因素影响，目前没有成熟的标准。目前的经验：当病灶造影图像大于二维图像且周边成放射状增强，提示恶性可能性大。

### (四) 乳腺超声评估分类

我国使用国际通用的美国放射学会第五版BI-RADS分类标准。

BI-RADS 0类：评估不完全，包括两种情况，一种是超声检查乳腺内有明显病灶而其超声特征不足以做出评价，需要乳腺X线及MRI；另一种是临床有阳性体征，如触及肿块、乳头溢液/溢血、乳腺癌术后及放疗后瘢痕需要明确是否复发等，超声检查无阳性发现也需要借助乳腺X线及MRI进一步评估。

BI-RADS 1类：阴性。

BI-RADS 2类：良性病灶。

BI-RADS 3类：可疑良性病灶，建议短期内（3~6个月）复查并辅以其他检查。

BI-RADS 4类：可疑恶性病灶。此类病灶恶性可能性为3%~95%。目前可将其划分为4A、4B、4C类。4A类恶性符合率为3%~10%，此类更倾向于良性病变，不能肯定的纤维腺瘤、有乳头溢液或溢血的导管内病灶及不能明确的乳腺炎症都可归于该类；4B类恶性符合率为11%~50%，提示存在恶性可能；4C类恶性符合率为51%~94%，此类提示恶性可能性较高。一旦评估为4类即建议进行组织病理学活检。

BI-RADS 5类：高度可疑恶性，恶性符合率大于或等于95%，建议经皮穿刺组织活检或手术治疗。

BI-RADS 6类：已活检证实为恶性病灶。

（五）注意事项

(1) 检查乳腺时探头应轻放于皮肤上，不宜加压，以免改变肿块形态、位置等，特别是检查肿块内血流时，加压会影响小血管的显示。

(2) 检查乳腺腺体组织的同时，应观察前后脂肪层、库柏韧带（乳房悬韧带）等是否有病变，特别是周围脂肪伸入腺体层内，会造成类似肿块的假象，应仔细加以鉴别。

（六）腋窝淋巴结

腋窝淋巴结的异常状况能够提示多种疾病，如淋巴系统的恶性肿瘤、乳腺恶性肿瘤腋窝淋巴结转移或隐匿性乳腺癌。尤其是乳腺癌，其最常见的转移方式是腋窝淋巴结转移，淋巴结状况的评估对乳腺癌临床分期、治疗方式的选择有重要意义。

1.腋窝淋巴结的分组

腋窝淋巴结以胸小肌两侧缘为界限标志分为3组。

Ⅰ组（腋下组）：在胸小肌外侧，包括乳腺外侧组、中央组、肩胛下组及该段腋静脉淋巴结，胸大肌与小肌间淋巴结（Rotter淋巴结）也归于本组，又称胸小肌外侧组。注：胸肌间淋巴结（Rotter淋巴结），沿胸肩峰动脉胸肌支排列，1~4枚，平均2枚。接纳胸大、小肌及乳腺后面的淋巴回流，输出管进入尖群淋巴结。

Ⅱ组（腋中组）：是指位于胸小肌深面的腋静脉淋巴结，又称胸小肌后组。

Ⅲ组（腋上组）：是指位于胸小肌内侧的淋巴结，即锁骨下淋巴结，又称锁骨下组。

3.扫查方法

检查时先将探头置于锁骨下腋窝前壁，显示胸大肌、胸小肌和腋血管长轴切面（正常腋窝标准切面）。向外移动扫查腋下组淋巴结，然后由外向内显示腋中组和腋上组淋巴结。

## 三、浅表淋巴结

在影像学检查中，高频超声对浅表淋巴结的诊断敏感性较高，可观察淋巴结的分布、大小、形态、内部回声、血流情况、与毗邻软组织关系等，全面分析淋巴结病变，在淋巴结疾病诊断与鉴别中具有重要价值。

### （一）适应证

（1）淋巴结炎性病变。

（2）评估临床可触及的淋巴结。

（3）坏死性淋巴结炎、淋巴结结核与转移性淋巴结、淋巴瘤等良恶性疾病鉴别。

（4）超声引导下淋巴结穿刺活检鉴别病变性质。

## （二）禁忌证

一般无禁忌证，具体禁忌取决于检查内容。肥胖受试者会降低超声检查准确性；石膏、辅料等遮挡会限制扫查范围；有开放性伤口要注意防止感染。

## （三）检查方法

1.患者准备

患者一般无特殊准备。

2.仪器条件

一般选用高分辨率彩色多普勒超声诊断仪，探头频率为7.5~12.0 MHz，深度3.5~5.0 cm；彩色多普勒频率为5~10 MHz，彩色深度标尺为0.5~1.0 cm/s，多选择仪器内预设的小器官条件；儿童及体型偏瘦老人可在皮肤与探头之间增加耦合剂的厚度，选用导声垫或使用更高频率的探头（15~20 MHz）。而较深部位的淋巴结和上纵隔淋巴结可使用较低频率的探头（5.0~7.5 MHz）；超声扫查时，可通过调节探头频率、增益、彩色多普勒血流速度标尺、取样框、灵敏度等，尽可能清晰显示淋巴结的内部结构及其血流信号。

3.扫查方法

（1）体位：一般取仰卧位，暴露颈部、腋窝或腹股沟等受检区域。扫查时可沿血管走向行横、纵切面相结合扫查，还可根据各区域软组织解剖特征进行扫查。

（2）检查范围如下。

1）颈部淋巴结

**表1　颈部淋巴结分区（Ⅰ—Ⅶ区）**

| | |
|---|---|
| Ⅰ区 | 颏下和颌下淋巴结,由二腹肌前腹与后腹围绕,上界为下颌骨,下界为舌骨 |
| Ⅱ区 | 颈内静脉上组淋巴结,颅底至颈动脉分叉处,前界为胸骨舌骨肌侧缘,后界为胸锁乳突肌后缘 |
| Ⅲ区 | 颈内静脉中组淋巴结,上接Ⅱ区下至肩胛舌骨肌与颈内静脉分叉处,前界为胸锁乳突肌前缘,后界同Ⅱ区 |
| Ⅳ区 | 颈内静脉下组淋巴结,上接Ⅲ区下至锁骨上,前后界同Ⅲ区 |
| Ⅴ区 | 颈后三角淋巴结,含淋巴结副神经淋巴结、颈横淋巴结,锁骨上淋巴结也包括在内。前界为胸锁乳突肌后缘,后界为斜方肌前缘,下界为锁骨,为了描述方便,Ⅴ区可进一步分为上、中、下三区,分别以舌骨水平和环状软骨下缘水平为界 |
| Ⅵ区 | 颈的中央区淋巴结,包括喉前、气管前及气管旁淋巴结,上界为舌骨,下界为胸骨上窝,两侧界为颈动脉鞘内侧缘 |
| Ⅶ区 | 为位于胸骨上切迹下方的上纵隔淋巴结 |

扫查颈部淋巴结时，患者取仰卧位，头部后仰充分暴露颈前区；检查一侧淋巴结时，患者头部应在后仰的

同时向对侧轻度偏转，充分暴露该侧颈侧区，利于扫查完全。推荐横切面为主并结合纵切面的扫查顺序：首先扫查颏下及颌下淋巴结；随后沿下颌支扫查腮腺淋巴结；而后从腮腺下方开始，沿颈内静脉和颈总动脉走向自上而下横切探查颈内静脉上、中、下组淋巴结，直至颈内静脉和锁骨下静脉的汇合处；向后移动探头，横向扫查锁骨上淋巴结；随后在胸锁乳突肌和斜方肌间自下而上扫查直至乳突，显示颈后三角淋巴结；扫查过程中可以通过横切、纵切及移动、侧动探头进行全面扫查。

诊断经验：对口腔、咽部疾病等，着重扫查颏下、颌下淋巴结（ⅠA、ⅠB区）及颈上深淋巴结（Ⅱ区）；对甲状腺疾病，着重扫查颈中、颈下深淋巴结（Ⅲ区、Ⅵ区）及气管周围淋巴结（Ⅵ区）；可依照淋巴引流区域推测淋巴结病因来源。另外，正常颌下淋巴结及腮腺淋巴结更近似圆形，且血流较其他区域淋巴结丰富；横径大于5 mm的淋巴结易显示血流信号，老年人淋巴结内血流信号显示率低，此时可尝试采用能量多普勒显示血管。

表2 疾病类型及通常累及的淋巴结群

<table>
<tr><th colspan="2">疾病类型</th><th>通常累及的淋巴结群</th></tr>
<tr><td colspan="2">正常淋巴结</td><td>颌下、腮腺、上中下颈部、颈后三角</td></tr>
<tr><td rowspan="4">转移性淋巴结</td><td>口咽、喉癌</td><td>颌下、中上颈部</td></tr>
<tr><td>鼻咽癌</td><td>上颈部、颈后三角</td></tr>
<tr><td>甲状腺乳头状癌</td><td>颈内静脉淋巴链</td></tr>
<tr><td>非头颈部来源</td><td>锁骨上窝、颈后三角</td></tr>
<tr><td colspan="2">结核性淋巴结</td><td>锁骨上窝、颈后三角</td></tr>
<tr><td colspan="2">淋巴瘤</td><td>颌下、上颈部、颈后三角</td></tr>
</table>

2）腋窝淋巴结：腋窝淋巴结分区见本章“乳腺肿瘤（六）”。

3）腹股沟淋巴结

腹股沟淋巴结分区：分两组，一组与腹股沟平行，又称浅群；另一组与股动脉平行，又称深群，引流下肢、下腹壁和会阴的淋巴结。

多采用垂直于股血管的检查手法。

### （四）检查内容

1.常规超声

评估淋巴结大小、长径/短径比、内部回声、边缘、淋巴结皮质厚度及皮髓质比例、淋巴门、毗邻软组织回声、淋巴结间有无融合及间接征象等。

（1）大小：在淋巴结最大切面评估淋巴结大小，测量纵径线和横径线。横径的长短较纵径的有价值。

（2）纵横比（L/T）：即同一切面上淋巴结的纵径（L）除以横径（T），是超声鉴别肿大淋巴结的重要指标。

（3）淋巴结皮质（皮髓质比例）：皮质为均匀的低回声。淋巴门可见时，可分为三种类型：狭窄型、向心性增厚型、偏心性增厚型，其中转移性淋巴结多为皮质偏心性增厚型。

（4）边缘：即淋巴结和淋巴结周围软组织之间的界面。

（5）淋巴门：超声显示正常淋巴结门一般表现为回声较高，这种高回声是由淋巴结髓质中许多界面相互反射形成的，位于淋巴结中央或稍靠近淋巴结门一侧，并向淋巴结内凹陷。

（6）淋巴结内部回声：将淋巴结与肌层回声相比较从而定义淋巴结内部回声水平。回声强度可增强、减弱，分布情况可均匀、不均匀。

（7）间接指征：除观察淋巴结自身回声改变外，还应观察淋巴结及其毗邻软组织情况，如有无水肿、淋巴结有无相互融合、邻近血管有无受压、血管壁有无侵及等。

2.彩色多普勒

（1）淋巴结血流形式：淋巴结内血流的分布形式对淋巴结疾病的鉴别诊断有重要价值。淋巴结血流分布可分为四种类型：门型血流、中央型血流、边缘型血流、混合型血流。

（2）血管阻力：目前关于淋巴结血管阻力的研究尚有一些争议，不同疾病、不同部位的血流特征不同，测量时需多次取样，取得参数的平均值、最高值、最低值等进行分析。

3.超声造影

超声造影是评价淋巴结血流灌注模式较为敏感的手段，根据不同造影模式分为离心型、向心型、弥漫型及局灶性增强型。可指导穿刺取得有效活性组织，提高病理诊断准确率。

# 第三章

# 肝脏肿瘤

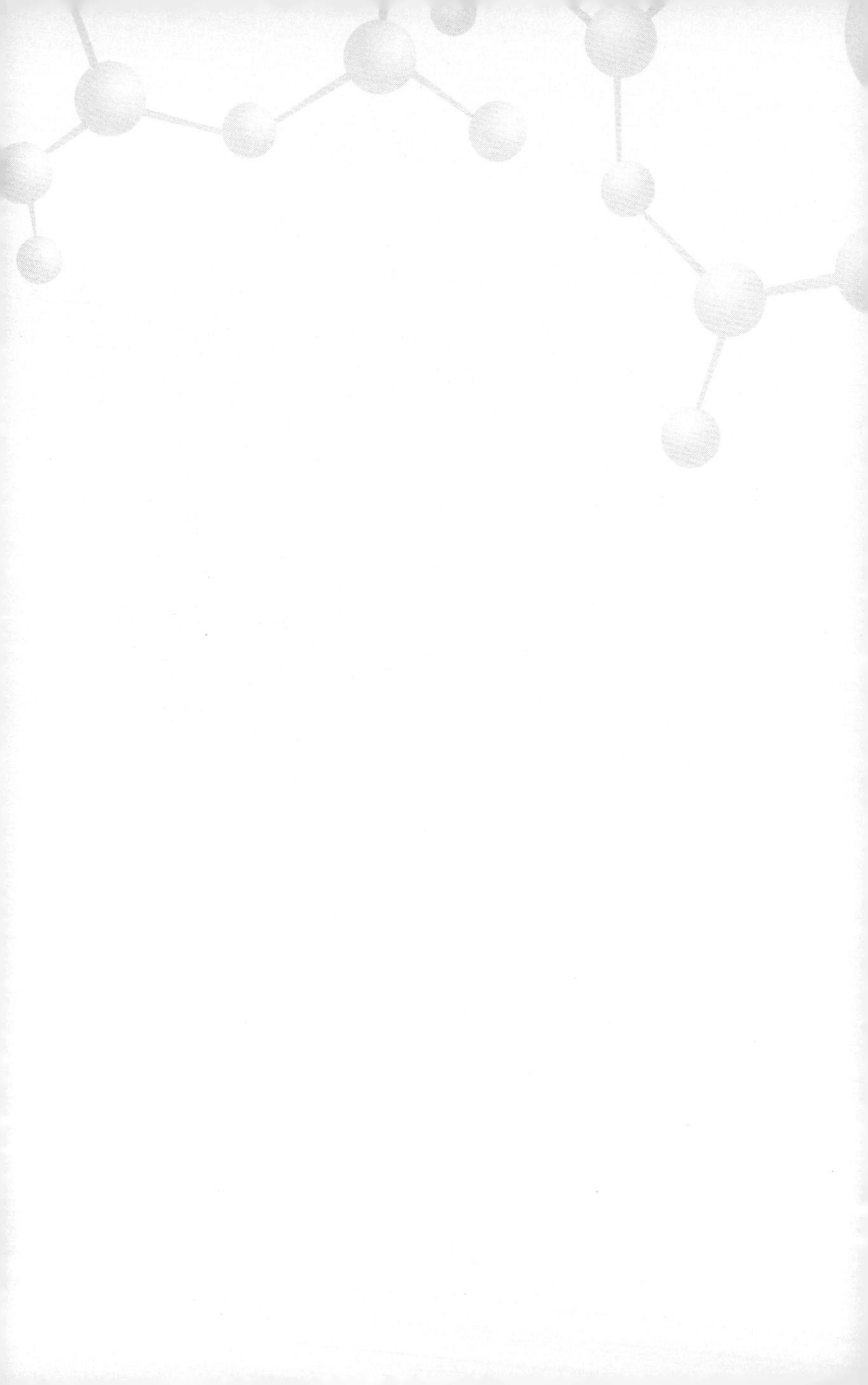

## 一、检查方法

### （一）常用检查方法

目前，肝脏肿瘤常用的超声检查包括常规超声和超声造影（contrast-enhanced ultrasound，CEUS）。①常规超声包括二维灰阶、彩色多普勒和频谱多普勒超声等。二维灰阶超声可示肝内有无肿瘤，彩色多普勒可获肝脏及肿瘤的血供信息，以及肿瘤与周围血管的毗邻关系。②超声造影可增强多普勒信号，也可用特殊成像技术进行实时灰阶增强造影，从而获得正常肝组织与不同类型肝肿瘤血流灌注的增强模式，实现对肝肿瘤的鉴别诊断和定量诊断。

### （二）患者准备

肝脏检查一般无须特殊准备，最好空腹，有利于观察肝门区结构。

### （三）体位

1. 仰卧位

双手上举放置枕后使肋间隙增宽，主要观察肝左叶和部分右叶。

2. 左侧卧位

主要观察肝右后叶及肝门部结构，能更好显示右后叶膈顶处。

3.坐位、半坐位和站立位

使肝下移，观察位置较高的肝或左、右肝膈顶部。

（四）仪器

采用实时动态彩色多普勒超声诊断仪，使用凸阵探头，成年人常用频率为3.5 MHz，肥胖者可用2~3 MHz，儿童或需了解肝表面结构时可用频率更高的探头（4~9 MHz）或线阵探头。根据患者体型及肿瘤位置调节图像、聚焦、增益、时间增益补偿（TGC）。CEUS需超声诊断仪配有超声造影成像功能。

（五）适应证

常规超声是检查肝肿瘤最常用方法，对声像图表现典型的肝肿瘤，常规超声可做出较为可靠的鉴别诊断。对常规超声偶然发现的声像图不典型的肝肿瘤，可行超声造影明确诊断；对增强CT或MR不能确定的肝肿瘤，推荐使用超声造影；对肾功能不全者，超声造影应作为首选增强影像学检查。

## 二、操作流程

（一）常规超声

1.操作步骤

肝脏检查需采用多角度、多切面、多体位且有顺序进行，避开肋骨及气体遮挡。一般按以下顺序自左向右做连续扫查：左上腹及剑突下纵切扫查、剑突下横切扫查、右肋缘下斜切扫查、右肋间斜切扫查和右季肋部斜断扫查。此外，有时尚需经左肋缘下和左肋间斜切扫查。每一组检查可获经过肝脏及其周围主要脏器的一组具有特征性的断面声像图。检查中，上腹部加压扫查、吸气鼓肚扫查可增加肝脏显示清晰度。

2.标准切面

（1）剑突下经腹主动脉长轴肝左叶纵切面：患者吸气充分显示肝左叶，当声像图显示左肝上方膈肌及下方左肝下角和后方腹主动脉长轴时，则为标准肝左叶上下径和前后径测量切面。

（2）剑突下肝左叶纵切面显示肝圆韧带长轴切面：平卧位，探头竖置于剑突下，显示肝圆韧带长轴切面，门静脉左支矢状部（囊部）向前下走行至肝下缘表面，声像图中同时显示肝尾状叶。

（3）剑突下肝左叶经尾状叶及左内叶纵切面：平卧位，探头竖置于剑突下，可测量尾状叶的上下径及前后径。

（4）剑突下左右肝斜切面：平卧位，探头于剑突下中线偏右，声束指向右后方，与右肋缘平行斜置，显示门静脉右支、右肝管、门脉左支横部、矢状部、左肝管、右肝前叶、左内叶及尾状叶。

(5) 剑突下肝脏斜切面显示第二肝门及肝静脉：平卧位，探头置于剑突下中线右侧，声束指向右后上方，显示第二肝门下腔静脉横断面，三支肝静脉汇入下腔静脉的斜断面。

(6) 右肋缘经第一肝门右肝斜切面：平卧位或左侧卧位，探头置于右肋缘处，显示门静脉主干及右支长轴切面，显示胆囊及下腔静脉的斜断面分别位于门静脉的两侧。

(7) 右肋间经第一肝门右肝斜切面：平卧位或左侧卧位，探头置于右侧锁骨中线第7、8肋间，显示门静脉主干及右支长轴切面，显示胆囊及下腔静脉的斜断面分别位于门静脉的两侧，同时显示肝动脉、右肝动脉及胆总管斜切面。

(8) 右肋间右肝及右肾纵切面：平卧位或左侧卧位，嘱受检者深吸气使肝脏下移，探头置于腋中线右肋弓处，显示出右肝斜面、肝右静脉中段及右肾。

3.测量参数

(1) 肝左叶上下径：肝左叶上方膈肌内缘至下方左

肝下缘角最大垂直距离，正常小于或等于9 cm。

（2）肝左叶前后径：肝表面至腹主动脉前肝后缘的最大垂直距离，正常小于或等于6 cm。

（3）右肋下斜径：显示肝右静脉长轴并见其汇入下腔静脉及弧度清晰的右膈肌切面，肝表面至横膈内缘之间最大垂直距离，正常小于或等于14 cm。

（4）门静脉内径：在距第一肝门1~2 cm处测量其管径，正常径小于1.3 cm。

4.报告书写规范

肝脏超声检查报告一般分为以下部分：基本信息、声像图、超声描述（即超声所见）和超声提示。

（1）超声描述：应包含肝脏显示是否满意、肝脏大小是否正常、被膜是否光滑、实质回声情况、回声分布是否均匀、肝内胆管是否扩张，必要时描述门静脉内径。描述肝脏是否存在弥漫性及占位性病变。若可见肝脏病变，应详细描述病变的位置及大小、数目、形态、边界、囊性或实性、血供情况、与周围毗邻关系等。

（2）超声提示：肝脏有病变时应明确提示，包括病变来源、位置、可能性质。可提出下一步协诊方法。肝脏无明显病变时，可与腹部其他脏器一并给出阴性提示。

## （二）超声造影

1.操作步骤

市售超声造影剂经外周静脉注射后，可通过肺循环到达全身各脏器及组织。数分钟后微气泡破坏，随呼吸排出。与增强CT或MR造影剂不同，超声造影剂不经肾脏代谢，SonoVue只停留在血池中，不会进入细胞外间隙，Sonazoid可被Kupffer细胞吞噬，因此在血池显像后可滞留于肝和脾内达数小时，此时相称为“血管后期”或“Kupffer期”。经常规超声或CT或MR发现的肝内病灶行CEUS检查，造影操作流程与浅表器官类似。

（1）采用能同时显示组织和造影信号的双幅模式，造影前先对患者进行屏气训练，注射造影剂后5~25秒嘱患者屏气观察病灶动脉期灌注，其后实时连续观察病灶各时相的增强模式。

（2）获得有效信息后行全肝扫查。

（3）造影剂开始注射后连续录制包括目标病灶最大切面至少60秒动态图，其后可间断存储门脉期、实质期、延迟期病灶及全肝扫查的动态图像，检查时间需达4~6分钟或至肝内造影剂廓清。

（4）对检查结果不明确者或肝内有其他病灶者，可再次注射造影剂。再次注射需待前次造影剂信号消失后进行。

（5）使用造影剂Sonazoid，需在注射造影剂后10分钟行Kupffer时相扫查。

2. 报告书写规范

（1）超声描述：应包含造影剂推注方式、剂量，目标病灶动脉期增强程度、方式、是否均匀，门脉期-延迟期病灶是否廓清及廓清快慢、廓清程度。某些造影剂还包括Kupffer时相的增强表现。全肝扫查有无发现肝内其他病灶。

（2）超声提示：肝脏有病灶时应明确提示病灶来源、位置、可能的性质，可以提出下一步协诊的方法。

## 三、局限性和副作用

超声检查操作简便、价格低廉，在我国临床广泛应用。超声造影可实时动态观察病变血流灌注变化，灵活方便，可辅助超声介入诊疗，受临床广泛欢迎。但超声和超声造影也因标准化较差，易受仪器设备、操作技术、人员经验、患者条件等多因素影响。这些局限性可能降低图像质量，甚至影响诊断质量。

### （一）标准切面问题

超声检查虽然设置了标准切面，但远不如CT、MRI规范化、标准化。采用超声及超声造影进行肝脏扫查，特别是右肝扫查时，常需避开肋骨进行肋下、肋间斜切面扫查，同时采用不同倾斜角度，可获较随意的任意切面。不同年资、不同经验的超声医师采用不同切面与手法，获得图像的切面角度及质量有差异。高质量超声图像应全场增益均匀，目标病灶清晰，能反映病变声像图特征，病灶与周围解剖结构关系明确，并获相互垂直的不同切面，用以准确表述病变位置与特征。这些高质量超声及超声造影图像常与CT、MRI标准切面不同，使临床医师理解、判读图像困难，一定程度上影响了使用超声图像进行沟通、会诊及交流的便捷性。另外，CT、MRI通过数据重建可常规获得冠状面图像，使器官及病变位置描述更立体、清晰，而二维超声及二维超声造影很难获得冠状位图像。

### （二）扫查全面性问题

超声检查有一些扫查盲区，如肺气影响肝膈顶部的显示，仪器调节及超声伪像有时会影响肝被膜下较小病灶显示不满意。

超声造影动脉期需实时、不间断观察目标病变增强特点，要求观察切面相对固定，且动脉早期仅短暂数秒，单次注射造影剂常针对单个目标病灶或相邻较近的少数病灶进行观察，不能对其他部位进行全面扫查，影响对脏器动脉期的整体判断。虽然门脉期、延迟期时间较长，可行全肝扫查，但仅可获得门脉期、延迟期病变表现，无法获得全肝动脉期资料，从而导致病变漏诊。一次超声造影不能像增强CT、MRI一样同时评价腹腔多个脏器，使在肿瘤分期诊断中的作用受限。超声造影对病灶与周围组织器官之间的毗邻关系显示有时不如CT或MRI的清晰全面。

### （三）超声造影技术依赖、人员依赖问题

超声医师不仅是诊断医师，同时也是仪器操作员。当操作者经验不足，选择不适宜的MI和增益设置，采用不恰当扫查手法、扫查方向，以及患者呼吸配合不佳时，均可导致图像质量不佳，甚至未能观察到目标病灶，导致漏诊、造影失败，从而影响诊断。正确设置仪器条件，可有效避免伪影，获得满意的组织显影。任意切面的成像使检查者之间的可重复性较差。

## 四、超声诊断

### (一) 良性肿瘤

#### 1. 血管瘤

针对最常见的肝脏良性肿瘤，其患者大部分无症状，多在体检或因其他疾病就诊时发现，甲胎蛋白阴性。

(1) 常规超声表现如下。

1) 大小不等高回声、低回声、无回声或混合回声，以高回声血管瘤最常见。

2) 多呈类圆形，周边回声增强，边界清楚。

3) 内部多呈筛网状结构，后方回声可增强。

4) 较大者或靠近肝包膜血管瘤探头加压可见其变形。

5) CDFI：多数血管瘤内部不显示血流信号，部分可见血流信号，少数可见丰富血流信号。

(2) CEUS表现如下。

1) 动脉期周边呈结节状或环状高增强，逐渐向心性填充，增强持续至延迟期。

2) 小病灶填充较快，大病灶填充速度较缓慢，至延迟期呈整体或部分充填。

3）少数不典型病灶动脉期可呈快速整体高增强，与肝腺瘤或肝癌不易鉴别。

2.肝内局灶性结节增生（FNH）

（1）常规超声表现如下。

1）多为单发，也可呈多个大小不等的病灶，多呈圆形或类圆形。

2）多显示低回声，也可中等回声，包膜不明显，可见条状瘢痕或星状回声。

3）边界清楚，无明显包膜回声，无声晕。

4）CDFI：病灶外部见动脉血流扭曲样进入病灶，中央示星状或放射状血流信号。

5）频谱多普勒超声可探及动脉血流信号，阻力指数较低。

（2）CEUS表现如下。

1）动脉期呈高增强，可表现为由中心向外快速离心性增强，可见轮辐状动脉或偏心血供。

2）达峰值强度时呈边界清晰、规整的整体高增强。

3）门脉期和实质期仍呈高增强或等增强。

4）25%病灶延迟期可显示中央细带状低增强瘢痕。

3. 腺瘤

较少见，多发生在中年女性，常与长期口服避孕药有关。甲胎蛋白阴性。

（1）常规超声表现如下。

1）腺瘤多呈圆形或椭圆形，小腺瘤肝脏形态可无明显改变，大腺瘤肝脏可有局限性增大、增厚，有的可向肝表面隆起。

2）肿瘤边界：境界清楚、光滑整齐，大多无明显完整包膜回声。

3）多呈低回声，较大腺瘤内部回声可不均匀。

4）CDFI：病灶周围血流信号较丰富，内部散在点状血流信号。

5）频谱多普勒超声可探及动脉血流信号，RI小于0.6。

（2）CEUS表现如下。

1）动脉期腺瘤多呈整体性高增强。

2）门脉期和实质期多呈等增强。

3）较大腺瘤呈不均匀增强，合并出血坏死者腺瘤内见无增强区。

### （二）恶性肿瘤

肝脏恶性肿瘤分为原发性和转移性恶性肿瘤。原发性恶性肿瘤常见有原发性肝细胞癌，其次为胆管细胞癌，少见的有混合性肝细胞及胆管细胞癌、淋巴瘤等。

1. 原发性肝细胞肝癌（HCC）

我国是HCC高发区，多有乙肝、肝硬化病史，AFP可升高。原发性肝癌大体上分为三型，即巨块型、结节型、弥漫型。早期肝癌多为单个结节，多发结节可能是肝癌多中心发生的结果，或由肝内转移所致。

（1）常规超声表现：常有肝硬化背景，表现为肝脏形态失常，肝左叶及尾状叶增大，右叶缩小，被膜不平整，肝实质回声弥漫增粗、不均。

1）肿瘤较小时多呈低回声，边界清晰，周边可见低回声晕，也可呈高回声。随结节增大，内部出现坏死、纤维化而呈不均匀混合回声，典型者呈“结中结”表现。

2）可单发，也可多发，散在分布于肝左右叶。弥漫型者少见，肿瘤数目众多，弥漫散布于整个肝脏，可致肝脏肿大，其大小不一，多数直径在1.0 cm左右，以不均匀低回声多见，与肝硬化较难鉴别，发现门静脉内癌栓有助于诊断。

3）CDFI：较大肿瘤血供丰富，可显示供血动脉及瘤内杂乱血管，频谱呈高速动脉血流。

周围组织继发改变如下。

1）卫星癌结节：常发生在巨块型肝癌附近的肝组织内，多呈圆形，边界清楚，内部以低回声多见，少数呈高回声。

2）门静脉癌栓：受累门静脉内可见低回声或等回声实性成分，门脉管腔可完全或部分堵塞。肝内门静脉广泛受侵时，门静脉可形成广泛的吻合支及门静脉肝动脉短路，使门静脉周围出现“海绵样”变。

其他继发性改变还有肝静脉和下腔静脉癌栓。

（2）超声造影表现如下。

1）典型HCC动脉期表现高增强，较大肿瘤内部可发生坏死呈无增强。

2）典型HCC表现为实质期或延迟期中度廓清（一般大于60秒）。

3）少数不典型HCC延迟期无廓清，仍呈等增强。

4）门静脉内癌栓动脉期呈高增强，较快速廓清，而血栓各时相均呈无增强。

并非所有HCC在延迟期都有廓清，延迟期扫查全肝会致CEUS检出HCC敏感性降低。

2. 原发性胆管细胞癌

发病率仅次于肝细胞肝癌，患者一般无慢性肝病史，CA19-9多升高。

（1）常规超声表现如下。

肝内胆管细胞癌可分肿块型、管周浸润型和管内生长型。一般无肝硬化背景，常合并肝内胆管扩张。

1）肿块型见肝内实性肿块，多数边界不清，呈低回声或等回声，也可呈高回声。

2）管周浸润型见肝内沿胆管走形的实性肿瘤，边界不清，可致胆管狭窄、管壁僵硬、远端胆管扩张。

3）管内生长型见扩张胆管内的息肉样或乳头状实性结节。

4）肝门部常可探及肿大淋巴结。

（2）超声造影表现如下。

1）肿块型增强模式多样，动脉期为周边环状高增强、均匀或不均匀高增强或不均匀低增强。

2）门脉期廓清（小于60秒），延迟期显著低增强。

3）管周浸润型动脉期呈稍高增强或等增强，门脉期可见廓清。

4）管内生长型动脉期多呈均匀稍高增强，门脉期或延迟期廓清。

3. 转移性肝癌

肝脏是多种恶性肿瘤最易发生转移的器官，多有明确肝外恶性肿瘤病史，常不伴有肝硬化。邻近器官如胆囊、胃、胰腺肿瘤可直接浸润播散至肝脏。转移性肝癌常为多发性，以肝表面居多，较少侵犯门静脉形成癌栓。

（1）常规超声表现如下。

1）常多发，大小相近，偶单发。

2）回声多与原发肿瘤相关，消化道来源者多呈高回声，乳腺、肺等来源者多呈低回声。

3）典型表现者，肿瘤中心呈高回声，周边可见低回声晕环，称“牛眼征”。

4）多数血供不丰富，少数肿瘤内可见点状血流信号。

（2）超声造影表现如下。

1）CEUS动脉期病灶常呈周边环状高增强，富血供肿瘤也可呈整体高增强。

2）快速廓清，门脉期和实质早期即开始廓清，呈典型的“黑洞征”，因此实质期或延迟期扫查全肝有利于检出肝内其他转移灶。

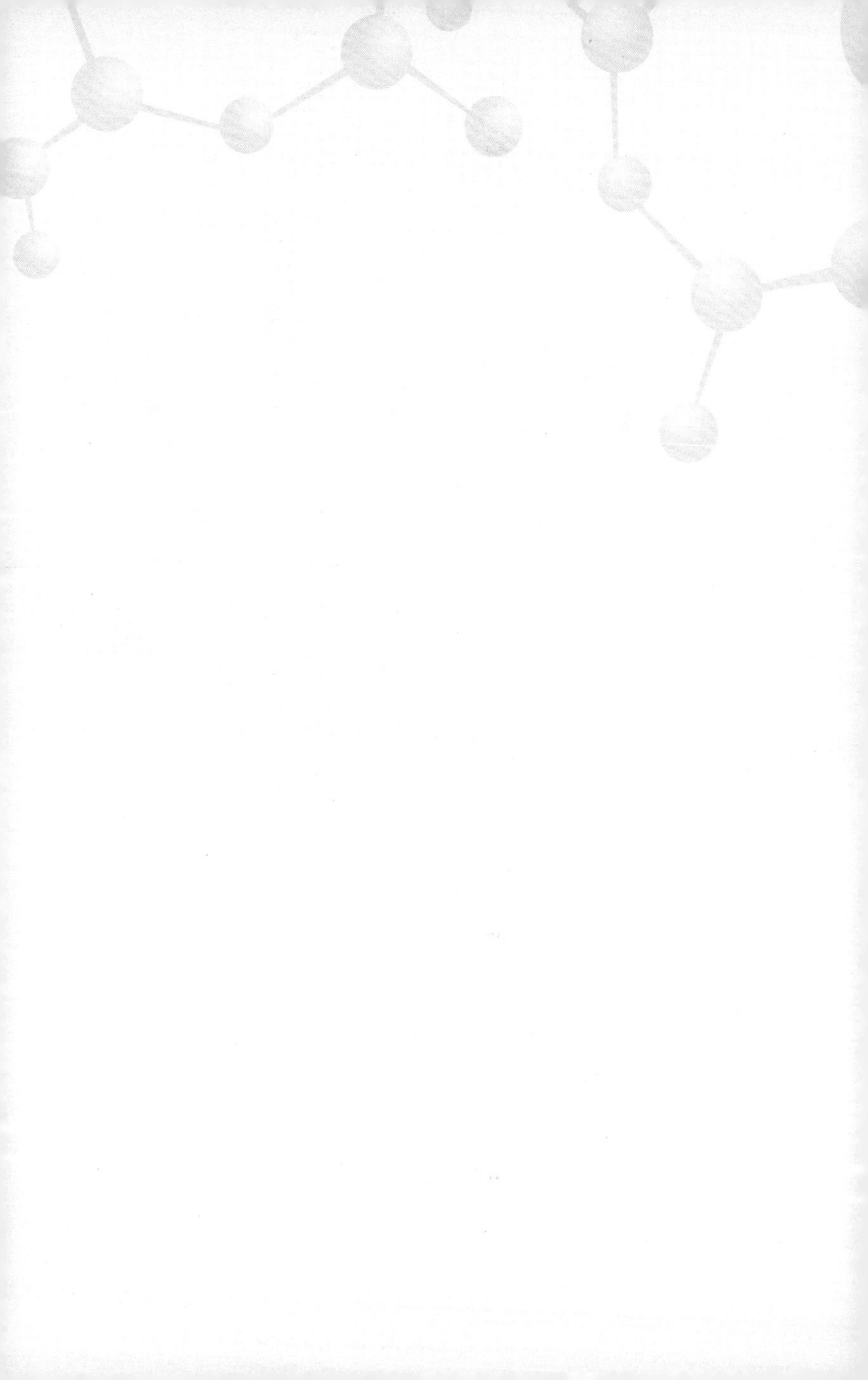

# 第四章

# 胆囊肿瘤

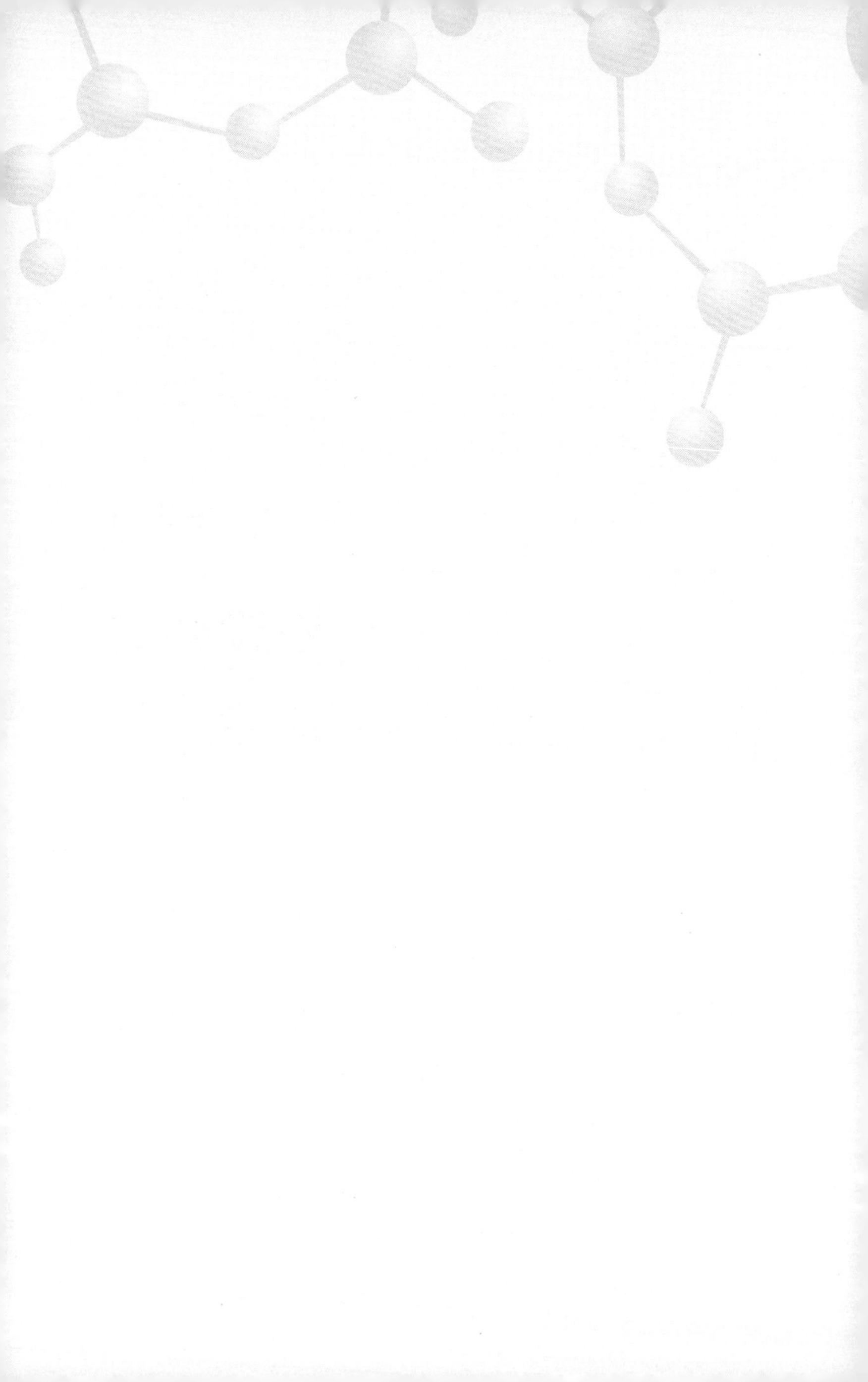

## 一、检查方法

### （一）病人准备

（1）在超声检查前，须禁食6~8小时，以保证胆囊内有足够胆汁充盈，并减少胃肠内容物和气体干扰。通常在检查前一天晚餐后开始禁食，次日上午空腹检查。除急诊外，胆囊检查都应在禁食情况下进行。

（2）检查前一天停用影响排空胆汁的药，如阿托品、利胆素等。

（3）腹胀严重者，可在检查前1~2天服用消导理气中药或者消胀药物，如口服二甲基硅油片，每天1~2 g，每天3次，对消除肠道气体有明显作用。若横结肠内容物和气体较多，干扰胆囊、胆管观察时，可灌肠排便后再行超声检查。

（4）超声检查前两天，避免行胃肠钡剂和胆道X线造影检查。若病人急需胃肠钡剂和胆道造影检查，应尽量将超声检查安排在X线检查之前进行。当胆囊、胆管和胃肠道内残存钡剂，会干扰胆囊超声显示，并可能引起误诊。

（5）对于小儿或不合作者，可给其服用安眠药，在睡眠状态下检查。较小婴幼儿无须严格禁食。

（二）病人体位

超声检查过程中，应根据病人胆囊和周围脏器解剖特点、目标病变部位不同，随时调整病人体位，以清晰显示胆囊及病变。常用胆囊超声检查体位包括以下几种。

1.仰卧位

超声检查胆囊最常用体位。检查时，嘱病人两手平放或置于头部，暴露上腹部，于肋缘下或肋间进行超声扫查。优点是检查方便易行，显示效果较好。缺点是部分病人胆囊受胃肠气体遮挡，超声无法完整显示胆囊结构。

2.左侧卧位

嘱病人向左侧约45°卧位、右臂上抬，使肝和胆囊向左下移位，胆囊颈部被轻微牵拉，使胆管从门静脉右前转向正前方。此体位适宜肋缘下扫查。借助肝脏和胆囊作为声窗，使胆囊颈部和底部显示更清晰，也便于追踪肝外胆管下段病变。以肝脏作为声窗，多切面观察胆囊病变，这在病灶定位和鉴别伪像上等尤为重要。但部分病人采用此体位，因大量肠气上移，反而不利观察胆囊。

3. 右侧卧位

此体位可能给胆道系统探查操作造成不便，但有利于鉴别胆囊内皱襞与病变，以及观察胆管内积气和胆囊内积气移动。胆囊肿大时，胆囊颈部向后移位，利用此体位从右后肋间扫查，有助于观察胆囊颈部。

4. 半卧位或立位

适于过度肥胖或胆囊位置较高者。半卧位或立位时胆囊轻度下移，有利于观察胆囊底部及结石移动，也有利于鉴别稠厚胆泥与实性占位。

5. 胸膝卧位

嘱病人双膝跪于床上，身体俯向床面，腹壁抬高离开床面，检查医师仍从腹壁进行扫查。肠气过多时，胸膝卧位可使积聚于胆道周围的肠气移开，能更清楚显示胆囊颈部和肝外胆管病变。

检查中选择适宜体位，或几种体位反复联用，有助于提高诊断正确率。观察目标的可移动性时，常需变换不同体位进行扫查。

（三）扫查方法

根据具体情况，采取纵切、斜切、横切或组合切面扫查，常规扫查切面如下。

1. 右肋缘下纵断面

探头置于右肋缘下，与肋弓基本呈垂直，嘱病人适当深吸气，向左或右侧动探头，可显示胆囊长轴断面。以此断面为基准，做胆囊的纵断面和横断面扫查，可显示胆囊内部结构及其与周围组织的关系。

2. 右肋缘下斜断面

探头置于右肋缘下，并与右肋缘平行或呈一定角度，此断面可显示胆囊、门静脉及肝门部肝外胆管。

3. 右肋间隙斜断面

探头置于右侧第6~9肋间扫查，可显示右前叶和右后叶内胆管及肝总管的纵断面，同时可清晰显示胆囊结构，尤其适用于肥胖者。

4. 剑突下横断面

探头置于剑突下稍偏右，声束指向膈顶，嘱病人深呼吸，可显示胆囊、门静脉左支构成的"工"字形或肝左管。

（四）测量标准

胆囊大小、形态异常时，需测量胆囊长、宽（左右径）、厚径（前后径）和胆囊壁厚度。

1.具体测量方法

（1）长径：在胆囊长轴最大纵切面测量长径（不包括胆囊壁）；当胆囊明显折叠时，胆囊长径应分段测量，长径为各分段之和。

（2）宽径和厚径：在胆囊长轴切面上旋转探头90°短轴扫查，在胆囊最大横切面测量内径（不包括胆囊壁）。

（3）胆囊壁厚度：经右肋间胆囊体部长轴切面，将声束垂直于胆囊壁，测量胆囊体部前壁厚度。

2.正常参考值

胆囊长径小于或等于8~12 cm（儿童胆襄长径小于7 cm，1岁以下婴儿和新生儿胆囊长径为1.5~3.0 cm）；宽径（左右径）小于或等于4 cm；厚径（前后径）小于或等于3.5 cm；胆囊壁厚度小于或等于3 mm。

## 二、适应证

### （一）胆囊占位性病变的定性诊断

鉴别胆囊良性增生性病变（胆囊息肉样病变、胆囊腺肌增生症等）与恶性肿瘤。

### （二）胆囊恶性病变的分期

评估胆囊恶性肿瘤的大小、部位、T分期，有无局部肝脏浸润及肝内转移，有无局部淋巴结转移。

### （三）胆囊良性增生性病变的随访

### （四）黄疸的鉴别诊断

判断梗阻性或非梗阻性，寻找梗阻性黄疸的部位和病因。

### （五）胆囊的超声导向介入性诊断和治疗

穿刺活检、置管引流减黄等。

### （六）恶性肿瘤各种治疗后疗效评价及随访

## 三、局限性与副作用

### （一）局限性

作为评估胆囊的首选影像学方法，超声具有低成本、实时、可床旁成像、便携性、无电离辐射、非侵入性和多平面成像等优点，同时也具有自身的局限性。

（1）在病人条件差（如过度肥胖、肠胀气、胆囊小或位于肋骨后方等），胆囊无法清晰或完整显示的情况下，诊断困难。

（2）常规超声检查是胆囊疾病的首选影像学检查方法，但对部分胆囊疾病的良恶性鉴别诊断存在不足，如宽基单发胆囊息肉、早期厚壁型胆囊癌、无后方声影结石及不随体位变动的胆泥沉积等。超声造影检查作为常规超声的有益补充，可提高超声的诊断效能，如区分胆泥与占位性病变，鉴别胆囊息肉样病变的良恶性、评估胆囊癌局部分期等。此外，对超声造影进行定量参数分析及彩色编码成像技术，也有助于胆囊病变的鉴别诊断。

（3）超声检查时，注意可能引起混淆的伪像，避免误诊。如多重回声，旁瓣伪像及部分容积效应等，可能被误认为胆囊内异常回声。要善于识别和避免这些伪像。

### （二）副作用

胆囊超声检查一般无明显副作用。

## 四、操作流程

（1）询问病史：了解病史，询问病人是否进食，是否服用促胆囊收缩物质（如咖啡或尼古丁），询问实验室检查及肿瘤标记物等有无异常。

（2）探头选择：依据病人年龄、体型选择适当探头及频率。常用探头为频率2~5 MHz凸阵式探头，儿童及婴儿可选5 MHz或更高频率。胆囊近探头侧因混响效应可能出现细层状多重回声，有时会干扰胆囊壁和胆囊腔观察，掩盖胆囊壁小病变。适当降低增益、用二次谐波成像或用高频率线阵式探头，可有效抑制这种伪像。

（3）仪器调节：将增益调至低于肝脏条件，使胆汁呈无回声，囊壁或管壁清晰可见。聚焦设置于目标区域。常规超声可用组织谐波，尽量去除伪像。超声造影时采用低机械指数。

（4）检查内容：让患者平静呼吸下从右到左检查，确保胆囊管和胆囊底均被显示。显示胆囊最大长轴后，缓慢侧动探头，观察长轴断面。然后旋转90°，观察从颈部到底部横断面。肝裂内脂肪和结缔组织形成的连续索状高回声带从胆囊颈部延伸到门静脉右支或主干。胆囊显示困难时，可用这一重要声像图标志先找到胆囊颈部。应注意从病人准备到仪器使用调节，以及检查体位、部位、切面选择等每一环节。如诊断困难或图像显示不清，应设法用各种辅助方法获取诊断信息，如特殊体位、饮水和前述检查技巧设法，使胆囊处于最清晰扫查面。

常规超声检查注意观察并记录如下内容：胆囊大小、形态是否正常，胆囊壁厚度、均匀性，胆囊壁是否存在隆起样病变或占位性病变，以及病变范围、大小、边界、内部回声、血供情况，病变与胆囊壁和周围毗邻关系；胆囊腔胆汁回声特征，有无异常回声，异常回声的声学特征及活动度，以及与胆囊壁的关系；是否有区域淋巴结肿大。

超声造影检查先行常规超声检查确定目标病变位置，再调节仪器条件进入超声造影模式。采用团注法，经肘部浅静脉注入1.0~2.4 mL造影剂混悬液，随后迅速用5 mL生理盐水冲洗套管针。注射造影剂后，不间断观察病灶灌注过程90~120秒，造影过程中嘱患者保持平稳呼吸。造影结束后保存动态图像，之后行图像分析。

## 五、超声诊断

### （一）胆囊癌

1.临床表现

胆囊癌是最常见的胆道恶性肿瘤。多数患者有慢性胆囊炎或胆囊结石病史，患者可有右上腹隐痛不适、恶心、厌食油腻食物等消化不良症状，晚期可出现消瘦、腹水等恶病质表现。

2.超声表现

根据胆囊癌大体形态及进展程度，将声像图常分为以下三型。

（1）厚壁型：胆囊壁局限或弥漫性不规则增厚，常以颈部或体部更为显著，少数可为均匀性增厚；浆膜和黏膜层不光滑，回声中断；胆囊腔不均匀性狭窄或扩张，整个胆囊僵硬变形。超声造影表现动脉期呈高增强，胆囊壁正常结构消失，黏膜面不规则。

（2）隆起型：胆囊壁出现单发性乳头状、蕈块状或结节状病灶突入胆囊腔，多数发生于颈部，且大于10 mm；基底较宽，与胆囊壁分界欠清，胆囊壁连续中断；病灶表面不光滑，多有胆泥沉积形成的点状高回声，内部呈低回声或稍高回声；病变内部有较丰富的血流信号。发生在胆囊颈部时，早期可致胆囊梗阻，使胆囊明显增大。超声造影表现为动脉期该处胆囊壁的增厚或伴异常高增强，静脉期消退较周围胆囊壁快，呈低增强；病变基底部增宽，附着处胆囊壁不连续。

（3）实块型：胆囊区低或中等回声实性肿块，边缘不规则，内部由闭塞胆囊腔及内容物形成不均质点、片状、杂乱高回声组成，常伴强回声结石。癌肿向周围浸润生长，使胆囊与肝的正常界面中断或消失，有时可见肝实质内浸润病灶；肝门部管状结构受压，常伴近端胆管扩张；门静脉或肝静脉内偶见癌栓；肝门部淋巴结肿大。超声造影动脉期呈不规则或树枝样快速高增强，静脉期消退较周围胆囊壁快；病变较大时，内部可见无增强区；胆囊壁正常结构消失或连续性中断。

3. 鉴别诊断

需与胆囊癌鉴别的病变主要归为两类：一类是胆囊壁本身良性病变形成的增厚或隆起性病变，如慢性胆囊炎、腺肌增生症、良性腺瘤、息肉、肉芽肿等；另一类是胆囊腔内病变形成的肿块伪像，如无声影或声影不明显的堆积状泥沙结石、稠厚胆汁或脓团、凝血块等。其与胆囊壁均有分界线，改变体位多可见移动，用超声造影无增强，有助鉴别。实块型胆囊癌需与肝或横结肠病灶鉴别。

## （二）胆囊腺肌增生症

1. 临床表现

本病好发于成年女性，好发年龄为30~60岁。通常症状不明显或与慢性胆囊炎、胆囊结石相似，有消化不良、恶心、右上腹疼痛等症状。

2. 超声表现

受累胆囊壁明显增厚，壁内扩张的罗-阿氏窦呈小囊状低回声或无回声区，若有小结石，可伴特征性彗星尾征；胆囊黏膜和浆膜层连续完整，增厚的胆囊壁内无明显血流信号；脂餐显示胆囊收缩亢进。根据病变范围可分三型：①局限型，较多见，常发生于胆囊底部，表现为胆囊底部呈圆锥帽状增厚；②节段型，局部增厚的囊壁向腔内突入形成所谓的“三角征”，胆囊腔变窄，呈“葫芦”状胆囊，甚至完全闭合；③弥漫型，胆囊壁呈弥散性向心性肥厚，内壁凸凹不平，内腔狭窄，有时可见结石回声。

不同类型胆囊腺肌增生症，超声造影声像特征相似，表现为动脉期病变处周边部分（黏膜面及浆膜面）首先增强，向中心灌注，呈等或稍低增强，静脉期退出呈低增强。动脉期病变内部可见斑片状无增强区（罗-阿氏窦），为显著造影特点。

3.鉴别诊断

超声显示扩张的罗-阿氏窦是本病的诊断要点，不明显时，易与胆囊癌、慢性胆囊炎混淆。但胆囊腺肌增生症脂餐表现为收缩功能亢进，有助鉴别。胆囊癌黏膜层回声中断，内异常血流信号。慢性胆囊炎在增厚胆囊壁内可因感染、坏死形成液性区或脓腔，且形态不规则，大小不等，并有亚急性胆囊炎症状。

### （三）胆囊息肉

1.临床表现

多数病人无症状或体征，超声检查偶然发现。少数病人仅有右上腹不适、隐痛、纳差、乏力等，或有类似慢性胆囊炎症状。

2.超声表现

胆囊大小多正常，多数患者无胆囊壁增厚；少数有胆囊壁局限性或弥漫性轻度增厚，内壁粗糙。息肉可见于任何部位，以中下三分之一居多，常为多发性；多呈球状或乳头状高回声团附着于内壁，带蒂或基底较窄，直径小于10 mm，无声影，内部无血流信号；不随体位移动；部分病例同时并存结石。超声造影动脉期呈现点状等增强，息肉附着处胆囊壁结构连续完整，呈厚度均匀的线条样。

3.鉴别诊断

本病发病率较高，常为多发性，直径小于10 mm，附着于胆囊壁，无声影等比较有特征性的声像图改变，诊断一般不困难。主要应与小腺瘤、腺癌鉴别。

（四）胆囊腺瘤

1.临床表现

一般体积较小，多为单发，也可多发。腺瘤本身多数不引起临床症状，伴有慢性胆囊炎、胆结石者，可出现相应的症状。

2. 超声表现

胆囊腺瘤好发于颈部或体部，表现为囊壁向腔内隆起的乳头状或类圆形、高回声或等回声结节，基底较宽、偶有蒂，可多发。平均体积较胆固醇息肉大，多数小于15 mm，无声影、无移动性是与结石鉴别的特征。凡大于10 mm结节，要高度警惕恶性可能。超声造影多数动脉期呈分支型血管型均匀高增强，少数为等增强，良性腺瘤附着处胆囊壁连续完整，较周围胆囊壁无明显增厚；如果附着处胆囊壁有增厚或异常增强表现，则提示腺瘤有恶变可能。

3. 鉴别诊断

胆囊良性腺瘤应与胆囊结石、黏稠胆汁、息肉和早期胆囊癌鉴别。胆囊结石呈强回声团伴有声影，黏稠胆汁可表现高回声团，均沉积于后壁，有移动性特征等可鉴别。较小腺瘤不易与息肉鉴别，较大腺瘤不易与早期胆囊癌鉴别。

# 第五章

# 肾脏肿瘤

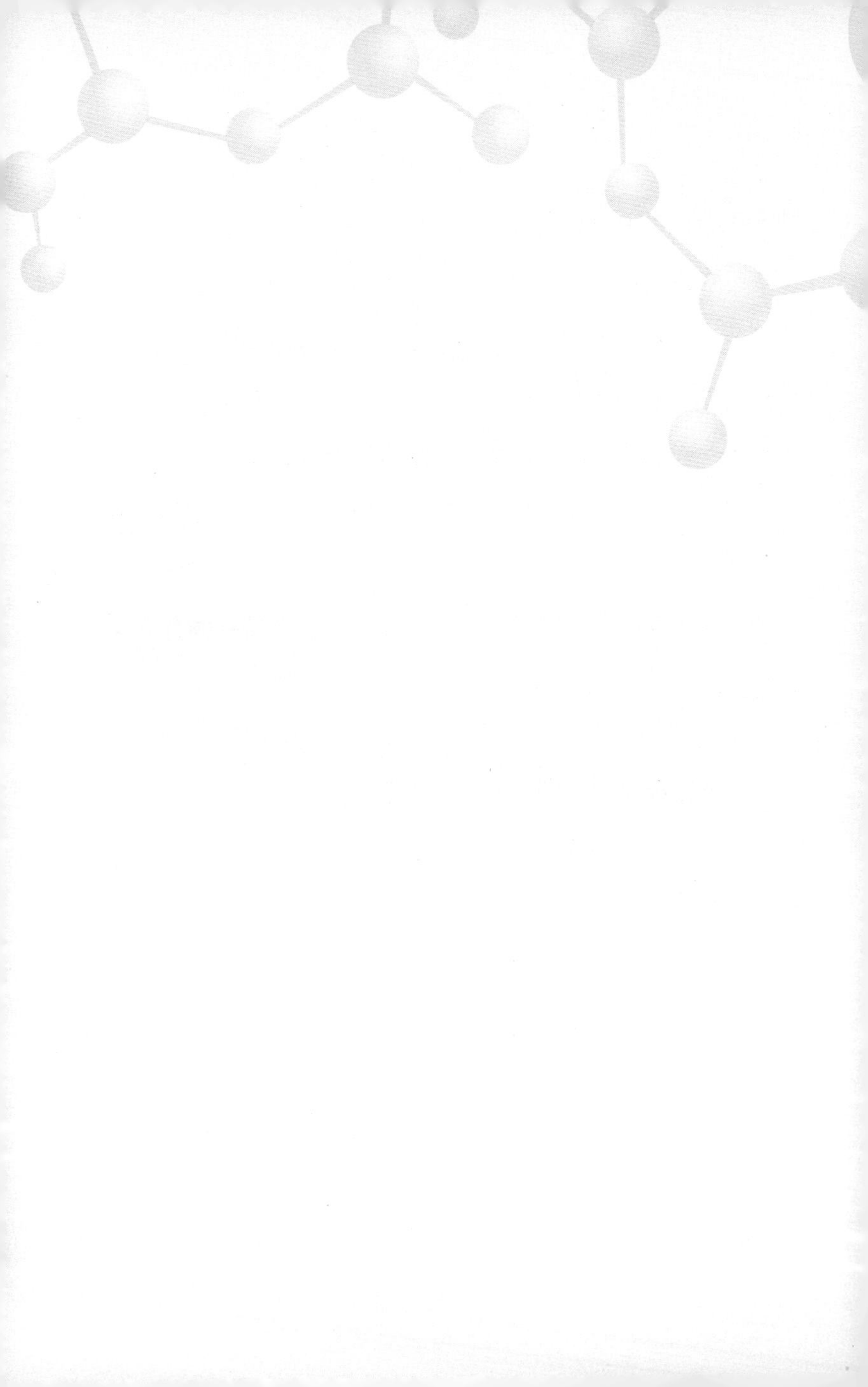

## 一、检查方法

### （一）仪器选择

一般用频率为3~5 MHz探头，凸阵探头有利于显示肾脏全貌。检查成年人肾，探头频率多为3.5 MHz；儿童或较瘦成人选用5~8 MHz，比成人高，婴儿也可用7.5~12.0 MHz。检查肾血管要用品质性能较好的彩色超声诊断仪，但不适合体脂较厚者。

### （二）检查前准备

检查肾及肾周围病变，以及相关数据，一般无须特殊准备。

### （三）检查体位

被检查者可以取仰卧位、侧卧位和俯卧位。

### （四）标准切面

1.纵切面

肾外形呈“蚕豆”状，肾门位于肾轮廓中部，向内凹陷。

2.横切面

肾门部横断面肾外形似马蹄状，其上方与下方呈卵圆形。

## （五）检查技巧

### 1.经腰侧部检查

取仰卧位或左、右侧卧位，可较完整显示冠状切面肾外形轮廓、肾实质和肾窦回声。旋转探头调整声束方向，由肾中部向上和向下连续滑行扫查，可连续显示横断面图像。

### 2.经背部检查

取俯卧位或侧卧位。探头置于背部脊肋角下方肾区，可显示肾纵、横断面声像图。

### 3.经腹部检查

可显示肾纵、横断面声像图，以及肾动脉与肾静脉分别自腹主动脉分出和汇入下腔静脉声像图。

## （六）检查内容

### 1.肾轮廓

光滑完整，有时可见切迹，内侧面稍凹陷部位为肾门，与肾窦相延续，肾外的高回声为肾周脂肪囊或间隙。

### 2.肾实质

包括皮髓质，皮质回声等同或略低于正常肝脏实质或脾脏实质，髓质回声低于皮质，形如锥体，皮质围绕髓质，髓质之间的皮质部分为肾柱。

3.肾窦

由肾盂肾盏、动静脉、神经及这些结构周围的脂肪结缔组织构成，呈边界不锐利、内部非均质的高回声区域，在内侧中部与肾门相延续。

## 二、肾脏肿瘤

### （一）肾血管平滑肌瘤（错构瘤）

1.临床表现

无明显临床症状，以单侧肾发病为主。

2.超声表现

多位于肾实质内，但常累及肾盏。多呈圆形或椭圆形。常见高回声，边界清，内部结构呈网状，无声衰减。彩色多普勒肾血管平滑肌脂肪瘤内部很少见到血流信号。

3.鉴别诊断

分化较好的肾细胞癌与回声较低肾错构瘤的声像图有相似之处。前者为肿块内回声高低不均匀，瘤周可有声晕，较小包膜下肿瘤也可致肾外形改变。后者虽无包膜回声，边缘不规则，但与周围肾组织有明确界线，且多以向内生长为主，仅在有较大肿瘤时可向肾外膨出，瘤内以高回声为主，分布较均匀，鉴别诊断多无困难。

肾脂肪瘤与肾血管平滑肌脂肪瘤均呈高回声，有时单纯从声像图上分辨有困难。肾血管瘤肿瘤大小不一，内部回声较高，与肾错构瘤很难鉴别。

（二）肾血管瘤

1.临床表现

肾血管瘤属先天性肾良性肿瘤，临床较为罕见。

2.超声表现

肾血管瘤体积常较小，呈圆形或椭圆形，多数内部回声较高，多数边界清楚；瘤内常见多个微小无回声区。彩色多普勒示肾血管瘤内多无明显血流信号。

3.鉴别诊断

由于肾血管瘤体积常较小，甚在声像图上很难分辨，因此对有明显阵发性肉眼血尿者，除外其他肾病所致血尿，而又未发现相关肾病变时，不能排除肾血管瘤诊断。同时应注意与肾血管平滑肌脂肪瘤和肾细胞癌等肿瘤鉴别。

（三）肾脂肪瘤

1.临床表现

肾脂肪瘤多无明显临床表现。

2.超声表现

肾脂肪瘤多发生在肾窦内及其周围，极少见于肾被膜下，可呈圆形或椭圆形，也可呈不规则形，内部多呈分布均匀一致的略高回声，彩色多普勒检测内部多无明显血流信号，少数较大肾脂肪瘤内可见星点状或肿瘤近区可有短棒状血流信号。

3.鉴别诊断

单纯性肾脂肪瘤少见，主要见于较肥胖中年女性。当超声显示肾窦周围或其他位置有较高回声结节或团块，其内部回声与其他部位脂肪瘤回声类似时，应考虑肾脂肪瘤可能。超声诊断肾脂肪瘤需与肾血管平滑肌脂肪瘤鉴别，对超声检查发现本病前，需与肾血管平滑肌脂肪瘤区别时，可借助CT明确诊断。

### （四）肾细胞癌

1.临床表现

肾细胞癌多为透明细胞癌，是最常见肾恶性肿瘤，早期可无明显症状体征。主要表现为血尿，多为无痛血尿，长在肾周或向外发展的肿瘤，导致出现血尿较晚，不易及时发现。晚期肾癌患者有发热、消瘦等恶病质症状。肾癌可发生在肾实质任何部位，多为单侧肾，也可转移至淋巴结、肺、肝、骨骼、脑、肾上腺及对侧肾等。

2.超声表现

可发生于肾实质任何部位，呈圆形或椭圆形，晚期肾癌向周围浸润，边界常不清晰。

病灶内部回声多变，较小肾癌以低回声或高回声为主，中等大小者多呈低回声，较大者以混合性回声、等回声或低回声为主，声像图表现肾内实质性回声团块。彩色血流肿块内可见血流信号。

3.鉴别诊断

常应与肾错构瘤、肾柱肥大、肾脓肿相鉴别，肾细胞癌可引起肾包膜隆凸不平，呈典型团块状低回声或混合回声，彩色多普勒示团块周边有血管出入或血管绕行，提示肾细胞癌。

### （五）肾集合管癌

1.临床表现

肾集合管癌是一种起源于肾髓质集合管上皮细胞的恶性肿瘤，主要位于肾髓质，多数肿瘤与周围组织分界不清，既可浸润性生长，又可膨胀性生长，早期即可发生局部淋巴结和远处脏器转移。主要表现为患侧腰季肋部疼痛不适，镜下和肉眼血尿，发热，有时可触及肿块。若发生远处脏器转移，可引起相应临床症状。

2.超声表现

肾集合管癌以低回声为主，分布不均匀，内部可发生出血、囊性变及钙化，可伴不同程度肾盏或肾盂积水，较大肿瘤可侵犯肾皮质乃至突破肾包膜，侵入肾周围组织和脏器，肾静脉可因受累而有相应声像图表现。彩色多普勒多数肿瘤内部为少血流型，也可见多血管型或抱球型血流信号，但较少见。

3.鉴别诊断

需与肾细胞癌鉴别，肾集合管癌向内生长易侵入肾盏、肾盂，并常见肿瘤浸润肾门周围血管，向前延伸形成肾静脉乃至下腔静脉癌栓的声像图表现。此外，本病有一定家族遗传性。

### （六）肾髓质癌

1.临床表现

肾髓质癌是一种罕见的起源于肾盏上皮的高度恶性肿瘤，好发于中青年男性，肿瘤呈不规则实性。病变生长于肾髓质内，呈浸润性生长，多浸润肾盂、皮质及肾被膜。肾髓质癌起病急，进展迅速，预后极差。绝大多数病例确诊时已有转移，或以转移瘤为首发症状。常见症状是肉眼血尿、季肋部或腹部疼痛。常有体重下降和可触及包块。

2.超声表现

肾轮廓明显增大，外形失常，瘤体多较大，以肾髓质为中心向内或向外浸润生长，肿瘤边缘不规则，边界不清，内部回声相对较低，且分布极不均匀。若肿瘤内伴出血、坏死或液化，可见边缘不规则透声较差的无回声区。肿瘤侵犯肾盏和肾盂并造成上尿路梗阻时，可有不同程度肾积水。彩色多普勒超声示肿瘤内部血流信号呈少血流型或多血流型。

3.鉴别诊断

主要应与肾盂癌和肾细胞癌相鉴别。肾髓质癌主要发生在髓质，病程短，生长迅速快，侵袭性强，易侵及肾皮质、肾周围脂肪组织及腹膜后软组织，早期便可经血行转移至肝、肺等脏器。因此对声像图示肾肿瘤体积较大，边缘不规则，界线不清楚，不同程度浸润肾盂、肾盏而引起肾积水，并伴周围组织或脏器转移病灶的年轻患者，应考虑有肾髓质癌可能。

### （七）原发性肾类癌

1.临床表现

肾类癌是发生于肾脏且分化好的神经内分泌瘤。原发性肾类癌罕见，临床症状以腹部肿块、腰侧部疼痛、血尿等为主要表现。肾类癌为低度恶性肿瘤，病程较长，但也可发生浸润和转移。发生于马蹄肾或畸胎瘤患者的预后较好。

2.超声表现

患肾轮廓增大，肾实质内示圆形或椭圆形团块回声，边缘多不规则，内部多呈低回声，少数患者团块内有出血或钙化的声像图表现。彩色多普勒检查团块周边可见抱球型血流信号，团块内部多呈星点状血流信号。

3.鉴别诊断

原发性肾类癌超声诊断准确性与否，主要取决于对其病理改变和声像图表现的认识程度。肾类癌多见于马蹄肾患者，虽然瘤周可有血管环绕信号，但内部血供稀少。此外，瘤内回声较为均匀，发生出血与钙化比其他肾癌少，有助鉴别。

## （八）肾母细胞瘤

### 1.临床表现

肾母细胞瘤是小儿最常见的腹部恶性肿瘤，大部分为单侧性。肿瘤大小从几厘米到占满腹腔，临床主要表现为腹部肿块。

### 2.超声表现

肿瘤呈圆形或椭圆形，多数瘤内回声杂乱，呈强弱不等、分布不均的粗点状和斑片状回声，常混有不规则囊性无回声区，彩色血流显示瘤内有丰富血流信号。肿瘤浸润和转移时，团块局部边缘与周围组织分界不清。

### 3.鉴别诊断

肾母细胞瘤声像图有明显的特征性。临床以腹部肿块为主的小儿，超声示肾轮廓明显增大，其内有圆形或椭圆形实质不均质性团块，边缘较规则，界线较清楚，可提示诊断为肾母细胞瘤。再结合彩色多普勒血流改变，诊断更为可靠。超声明确诊断后，应注意有无肾静脉、下腔静脉瘤栓形成和转移征象。早期需注意与肾其他恶性肿瘤鉴别。此外，尚需与肾上腺或腹膜后肿瘤鉴别。

### （九）肾盂癌

1.临床表现

肾盂癌系发生在肾盂或肾盏上皮的一种肿瘤，多数为移行细胞癌。肾盂癌据其形态和恶性程度可分为两大类：肾盂乳头状移行细胞癌和非乳头状细胞癌。早期最重要的临床症状为无痛性肉眼血尿，少数可因肿瘤阻塞肾盂输尿管交界处可引起腰部不适、隐痛及胀痛，晚期病人出现贫血及恶病质。

2.超声表现

肿瘤多呈低回声，肿瘤梗阻引起肾积水时，较易检出。彩色血流特征肿物周边和内部可见少许血流信号。

3.鉴别诊断

肾盂癌需与肾盂腔内血凝块鉴别，后者为扩张的无回声暗区内不规则低回声，与肾盂肿瘤十分相似，但在体位变动时可有移位，而肾盂癌不会。

### （十）肾神经母细胞瘤

1.临床表现

肾神经母细胞瘤主要见于小儿，成人少见，恶性程度高，早期便可发生骨骼、肝或淋巴结等转移。早期无特征性临床表现。腹部肿块、腰腹痛或无痛性肉眼血尿为主要症状，同时可伴有发热、消瘦、贫血或因转移而出现相应症状。

2.超声表现

瘤体较大，呈圆形或椭圆形，以低回声为主，可呈混合回声。瘤内较少有出血、坏死形成，但常有钙化。并与肾窦、肾实质或肾周围组织分界不清。彩色多普勒显示团块内血流信号较多。

3.鉴别诊断

尽管肾神经母细胞瘤与肾母细胞瘤同属胚胎性母细胞瘤，肿瘤大小也有共同之处。但本病突出特点为肿瘤浸润性生长，边缘不规则，多呈分叶状，瘤内钙化强回声较常见，与周围组织或脏器分界不清。超声示上述声像图，可考虑诊断，若患儿伴有明显肉眼血尿，便可确诊。

### （十一）肾肉瘤

1.临床表现

肾原发肉瘤为罕见肾恶性肿瘤，属高度恶性，以平滑肌肉瘤最常见，临床表现主要为腰部疼痛、腹部肿块及血尿，晚期临床表现与其他肾恶性肿瘤类似。

2. 超声表现

多为低回声并混杂较高回声和弱回声；大叶间肉瘤与周围组织分界较为清楚；肾淋巴肉瘤内部回声较弱，若不仔细观察，可被误诊为肾囊肿；透明细胞肉瘤声像图常与肾透明细胞癌内部回声近似，彩色多普勒检测肾肉瘤内呈少血管型血流信号。

3. 鉴别诊断

虽然肾肉瘤声像图缺乏特征性，但具有肾恶性肿瘤声像图征象，可据其诊断为肾恶性肿瘤。鉴于在成年人脂肪肉瘤和平滑肌肉瘤更多见，因此，当肾周示类似脂肪结构的较低回声团块并有包膜和浸润肾时，应首先考虑脂肪肉瘤；平滑肌肉瘤边缘不规则，多呈分叶状，内部回声相对较高，而淋巴肉瘤内部回声较弱，类似透声较差无回声区的特征。

## 三、肾脏肿瘤超声造影

### （一）适应证

肾脏局灶性病变的定性诊断；术前了解肿瘤血流灌注特点，以引导穿刺活检；肾脏肿瘤消融治疗的术中引导、术后即刻评估及远期随访；适用于CT或MRI造影剂有禁忌的肾占位性病变患者。

（二）禁忌证

对造影剂其他成分有过敏史患者；近期急性冠脉综合征、急性心衰等心脏疾病；孕妇和哺乳期患者；哮喘疾病等。

（三）检查前准备

询问受检者病史、实验室检查和其他影像检查资料，有无造影剂禁忌证。与患者本人或家属签订知情同意书。受检者建立静脉通道，制备超声造影剂。

（四）操作方法

造影条件设置进入造影检查模式，用二维和造影双幅显示进行观察。经肘前静脉注射造影剂，观察病灶和肾脏组织的增强情况及动态变化过程，根据检查的目的，按照预定方案存储动态图像。

（五）超声造影表现

1.良性表现

错构瘤声学造影多表现为均匀性增强和均匀性消退。

2.恶性表现

对富血供的透明细胞型肾细胞癌超声造影典型表现为“快进慢退高增强”，主要指肾肿瘤与周围肾实质相比，造影剂开始灌注早于肾实质，达峰值时肾肿瘤灌注强度高于周围肾实质，而消退晚期，肾实质已明显消退，但肾肿瘤整体观察增强程度仍高于肾实质；超过半数肾癌病灶可见到周边环状高增强现象。乳头状肾细胞癌、嫌色细胞癌、转移性肾癌的超声造影多呈低增强；肾盂癌超声造影多表现为肾盂内晚于肾皮质的低增强、等增强或高增强肿瘤，可表现为均匀或不均匀增强，均无周边环状高增强征象，但造影后边界清晰，可与肾盂内整个造影过程中无增强的凝血块相鉴别。

### （六）注意事项及处理

检查过程中，观察受检者是否有过敏反应等，检查结束，受检者留观半小时。

床边应备抗过敏、抗休克及心肺复苏设备和药物及生命监护仪等，以防不测。

## 四、肾肿瘤的介入诊断

### （一）适应证

肾实性占位性病变的明确诊断。

### （二）禁忌证

凝血功能障碍、明显出血倾向者；大量腹水、肾周积液者；患者自身一般情况差或神志不清不配合操作者；妊娠及不能耐受穿刺者。

### （三）术前准备

凝血功能、肾功能、血常规、尿常规、心电图。询问病史。确定穿刺点及穿刺路径，做好体表标志。与患者及家属沟通，签订知情同意书。

### （四）仪器设备

超声成像仪，3.5 MHz探头，专用穿刺探头或普通探头加穿刺引导架。自动活检装置或可调式活检枪；穿刺针；5 mL局麻用注射器；穿刺活检包；病理标本瓶。

### （五）操作方法

患者取俯卧位，充分暴露肾脏。常规消毒、铺巾、局部麻醉。

选择超声仪器的泌尿系条件，清晰显示穿刺路径血流情况，局麻处用尖刀破皮，超声引导活检枪配18G活检针自皮肤切口进入皮下，超声实时监测活检针延超声引导线方向进入，直至肿瘤表面。打开自动活检弹射装置的发射保险，叮嘱患者屏气后，启动活检枪后快速退针，打开切割槽，取出组织条，将其放在无菌滤纸片上，放入标本瓶。一般穿刺2~3针。

### （六）注意事项

严格执行适应证。活检取材，尽量选取肿块边缘实性组织，避免损伤肾包膜和大血管。

### （七）并发症

血尿、出血、气胸等。

### （八）预防及处理

术前谨慎选择进针路径，避免损失大的肾血管、集合系统等。术后即刻局部止血，避免发生大范围的肾周血肿、后腹膜血肿。尽量减少穿刺次数。

# 第六章

# 胰腺肿瘤

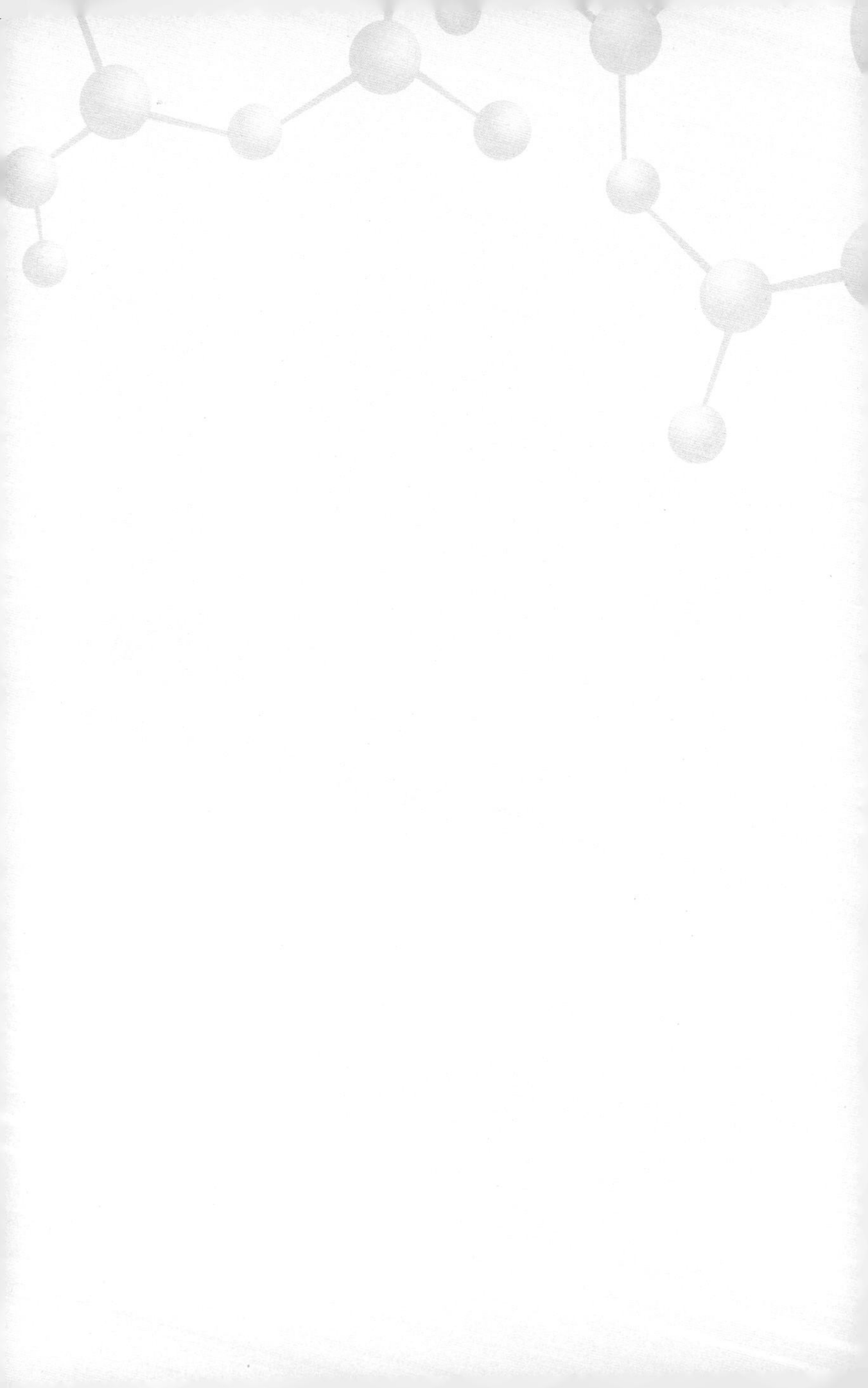

## 一、正常超声解剖

### （一）正常超声解剖概要

胰腺是人体重要消化腺，具外分泌和内分泌功能。外分泌腺产生含有淀粉酶、脂肪酶和胰蛋白酶原等消化酶的胰液经胰管排入十二指肠。内分泌腺如胰岛，散在分布于胰腺内，在体尾部最多，主要分泌胰岛素、胰高血糖素及胃泌素等激素。胰腺表面被覆少量结缔组织，仅在胰腺前、下有腹膜遮盖。

胰腺位于腹膜后，横越上腹正中，位于第1、2腰椎水平位置。体表投影上缘相当于脐上10 cm，下缘相当于脐上约5 cm。分头、颈、体、尾四部分，相互之间无明确分界。胰头低、胰尾高，长轴与水平线夹角在10°~30°范围。

### （二）仪器设备

经腹常规检查胰腺，采用彩色多普勒超声诊断仪，依据受检者年龄、体型选择适当探头及频率。成人胰腺检查频率范围为3~5 MHz，肥胖者适用频率为2.5 MHz，婴幼儿适用频率范围为5~10 MHz；凸阵、线阵或者扇形探头均可。内镜超声需专用仪器。

（三）检查前准备

受检者禁食8小时以上，次日晨起空腹状态下做检查。胰腺超声检查应先于当日其他影像学检查，如胃肠镜、钡餐等，如胰腺显示欠佳，必要时可饮脱气水或胃肠造影剂400~600 mL。小儿或不合作者，可用安眠药，在睡眠状态下检查。

（四）检查体位

可采用仰卧位、侧卧、半卧位或坐位、俯卧位。

（五）标准切面

1.长轴切面

显示胰腺呈一横跨脊柱前方的长条形无包膜结构，脾静脉长轴为主要标志。

2.短轴切面

（1）胰头颈部：以下腔静脉长轴为主要标志，胰颈短轴切面以肠系膜上静脉为主要标志。

（2）胰体：腹主动脉长轴为主要标志，胰尾短轴不易显示，常用切面以左肾与脊柱左侧缘为主要标志。

（六）检查方法

胰腺长轴切面一般于上腹部剑突下横切扫查，扫查时将探头向左上倾斜15°~30°，呈左高右低位，从上往下加压缓慢扫查；纵切自右向左扫查补充胰腺短轴切面；左侧腹斜冠状扫查是对胰尾显示困难的补充扫查。

（七）检查内容

包括位置、大小、形态、轮廓、回声、胰管等；对胰腺占位病灶需多切面结合以明确病变大小、位置、回声、血供及与胰管的关系，并评估病变与周围器官、血管的关系。

（八）适应证

1.胰腺占位性病变及囊性病变的定位及定性诊断

鉴别囊性肿瘤（如囊腺瘤、囊腺癌、胰腺导管内乳头状黏液性肿瘤等）与囊性病变（如胰腺假性囊肿等）。鉴别实性占位性病变性质（如胰腺癌、胰腺内分泌肿瘤等）及胰腺占位与周围组织病变的鉴别诊断。

2.胰腺恶性病变分期

评估病灶大小、分布、有无血管包绕，有无周围组织及淋巴结浸润。

3.胰腺超声介入诊疗

评估病灶可否进行穿刺活检及选择穿刺路径。

4.良性病变随访及恶性肿瘤疗效评价及随访

（九）禁忌证和局限性

1.经腹胰腺超声检查无明确禁忌证

2.经食管腔内胰腺超声检查禁忌证和局限性

食管静脉曲张、食管狭窄、炎症、食管癌者；活动性上消化道出血者；有食管手术或纵隔放疗史者；严重心律失常、心力衰竭及心肌梗死急性期者；剧烈胸痛、胸闷、咳嗽不能缓解者；持续高热不退或体质极度虚弱者。

3.胰腺超声造影及介入治疗的禁忌证和局限性（详见后文）

## 二、胰腺肿瘤

### （一）胰腺囊腺瘤

胰腺囊腺瘤多见于中年女性，分为浆液性囊腺瘤及黏液性囊腺瘤。约1/3黏液性囊腺瘤伴有浸润性癌。肿瘤进展缓慢，其恶性病变多为囊腺瘤恶变而来，恶变风险随体积增大而加大。

1.临床表现

多偶然发现，早期无明显症状。病灶显著增大时出现压迫症状，如腹部不适、肝大、胆囊肿大、梗阻性黄疸等。进展为囊腺癌时，可侵犯邻近器官组织。

2.超声表现

可发生于胰腺任何部位，生长缓慢，多为孤立单发，可表现为整体呈不均质低回声的类圆形或分叶状肿物，呈多房性囊性结构，囊壁厚薄不均，黏液性囊腺瘤常有钙化强回声斑和声影，壁及分隔上可有钙化或乳头状突起。微囊型浆液性囊腺瘤内为无数大小不等的无回声小囊（小于2 cm）组成特征性密集蜂窝状结构，伴后方回声增强表现。彩色多普勒可探及囊壁、分隔及中央瘢痕内的血流信号。囊内实性成分增多均为恶变预测因素。彩色多普勒显示实性成分血供更丰富。

3.鉴别诊断

（1）胰腺癌

病变声像图呈实性低回声占位，后方回声衰减明显，常伴胰管扩张，肿块内几乎无血流信号。

（2）胰腺假性囊肿

患者既往多有胰腺炎、外伤或手术史，囊壁无乳头状突起，囊液透声性好；超声造影其内无增强。

（3）胰腺导管内乳头状黏液性肿瘤

多见于老年男性，表现为多房囊性、囊性为主囊实性或实性病变内见小囊腔，胰管明显扩张，病变与扩张胰管相连。

（4）胰岛素瘤

有明确低血糖病史，肿瘤小，圆形实性肿物，内部血流丰富，易鉴别。

## （二）胰腺导管内乳头状黏液性肿瘤

胰腺导管内乳头状黏液瘤是胰腺导管上皮异常增生并分泌黏液造成大量黏液潴留、胰液淤滞、主胰管和（或）分支胰管囊性扩张，为交界性肿瘤。好发于中老年男性，转移浸润倾向较低，手术切除率高，预后较好。

1.临床表现

不同程度上腹部不适，部分可出现胰腺炎，甚至糖尿病、脂肪泻等症状。良性肿瘤即可因大量黏液阻塞乳头部或形成胆管窦道而阻塞胆管。

2.超声表现

病灶均与扩张的胰管相连或位于其内，绝大多数胰管表现扩张。病灶多呈囊性为主的囊实性或多房囊性，少部分为等回声或低回声，其内见少许不规则小无回声，病灶突向胰腺实质内，主胰管或侧支胰管囊性扩张，病灶与扩张胰管相通为诊断该病的可靠征象。扩张胰管内可见中等回声或低回声。彩色多普勒在良性病灶中多难探及血流信号，而在恶性病灶中常可探及较丰富血流信号。

3.鉴别诊断

需与胰腺黏液性囊腺性肿瘤及慢性胰腺炎相鉴别。囊性病灶与扩张胰管相通是与其他疾病鉴别的要点。

### （三）胰腺实性假乳头状瘤

胰腺实性假乳头状瘤是一种具有恶性倾向的交界性肿瘤，来源尚不明确，发病率较低，多发于中青年女性，多数预后良好，手术切除率高。

1.临床表现

起病隐匿，早期表现多无特异性。瘤体压迫周围邻近器官组织时可出现消化道不适症状，此时可扪及肿块，少有梗阻性黄疸，短期内无明显体重减轻。

2.超声表现

病灶可发生于胰腺任何部位，以胰头、胰尾部居多。大多体积较大，呈膨胀性生长，一般具有完整包膜，形态相对规则，边界较清晰，常伴出血坏死，极少数出现转移或局部侵犯。囊性为主型囊壁厚度多不均匀，其内见纤维分隔。特征性表现为围绕在肿瘤边缘特有的蛋壳状改变，也可表现为肿瘤实质内部斑点样钙化。胰管及胆管扩张极为少见。彩色多普勒示肿块边缘、纤维分隔处或实性部分可探及少量血流信号。

3.鉴别诊断

对中青年女性，无胰腺炎及外伤病史，具上述超声表现，均应考虑本病可能。

（1）与胰腺浆液性囊腺瘤及功能性胰岛细胞瘤较难鉴别，需行穿刺活检。

（2）胰腺癌：胰腺癌形态多不规则，呈浸润性生长，与周围分界不清，较易鉴别。

（3）胰腺假性囊肿：多有胰腺炎或外伤、手术等病史，超声造影有助鉴别。

## （四）胰腺导管腺癌

胰腺癌是一种侵袭性强、恶性程度高、早期检出率低、预后差的恶性肿瘤。多见于中老年男性，胰腺导管腺癌为最主要病理分型，确诊时大多已有转移，胰体尾部较胰头癌转移更广泛。

1.临床表现

早期可表现为上腹轻度不适。后期多以持续性中上腹痛或腰背部剧痛、进行性加重的黄疸为重要临床症状。

2.超声表现

（1）胰腺内肿物：以胰头部多见，也可发生于胰腺各个部位，内部回声均匀，无包膜，与正常组织分界不清，后方回声无明显衰减。呈“蟹足样”向周围浸润生长，边界不清，形态不规整，后方伴回声衰减。随瘤体增长，内部可有钙化、液化。彩色多普勒常难示血流信号。

（2）胰腺肿大：多数显示胰腺局限性肿大，膨出。当瘤体较大时，胰腺形态僵直，轮廓不清，与周围器官分界不清。全胰腺癌者胰腺呈弥漫性增大。

（3）胰管扩张：胰头癌和胰体癌，胰管可见不同程度均匀扩张，内壁平滑。

（4）肝外胆管下段梗阻：胰头癌或肿大淋巴结浸润或压迫胆总管，可致梗阻部位以上胆管扩张，包括胆总管、左右肝管及胆囊肿大。超声可见扩张胆总管中断于胰腺的低回声肿物内。

（5）周围血管压迫和浸润：肿瘤附近血管被推移、挤压、变形，或被肿瘤包绕，甚至管腔内出现低回声。

（6）临近脏器的侵犯：常侵犯的器官有十二指肠、

胃、脾等。

（7）淋巴结或血行转移：胰腺癌淋巴转移较早，表现为胰周圆形或类圆形的多发低回声淋巴结，常分布于腹膜后、胰腺后方、腹主动脉等。肝转移的发生率最高，其次为腹膜、肺、肾上腺。

3.鉴别诊断

（1）肿块型胰腺炎：病灶内部为低回声，可有钙化，后方回声衰减不明显，胰管可穿过肿块，呈串珠状扩张。

（2）胰腺囊腺癌：实性为主的囊腺癌回声较高，透声好，后方衰减不明显或增强，不伴导管扩张，病灶内血流较丰富。

（3）胰腺神经内分泌肿瘤：二维超声不宜鉴别。超声造影多表现为动脉期的高增强，静脉期的快速退出而呈轻度低增强。

（4）壶腹周围癌：瘤体较小即出现胆道梗阻，临床出现黄疸，超声表现为胆管扩张。肿瘤位于管腔内，可呈等回声或高回声。胰管无明显扩张。

（5）腹膜后肿瘤病灶位置较深，清晰，不伴胰、胆管扩张。位于脾静脉后方，与胰腺分界较清。

（6）胃癌：胃癌可直接浸润胰腺或经淋巴管扩散至胰腺周围的淋巴结，超声难以与胰头癌相鉴别，此时需结合病史及胃肿瘤病史进行诊断。

（7）胰腺转移癌：瘤体多呈多发或单发类圆形，边界多清晰规整，实质内呈低或强回声。鉴别困难时，可建议做超声引导下的细针活检。

### （五）胰腺腺泡细胞癌

胰腺腺泡细胞癌是一种临床罕见的恶性肿瘤，来源于腺泡细胞。本病预后较差，易早期转移至局部淋巴结和肝。

1.临床表现

以中老年男性多见。肿瘤呈膨胀性生长为主，早期症状不明显。

2.超声表现

病灶可发生于胰腺各部位，在胰腺导管内罕见。多为单发，一般发现时瘤体较大，以实性成分为主，较大时易出现出血坏死、囊性变，可伴钙化。肿瘤多呈缓慢膨胀性生长，边界多清晰，胰管、胆管扩张少见。虽有包膜，但侵袭性仍很高。彩色血流显示，多数病灶内可探及血流信号，丰富程度不等。

3.鉴别诊断

胰腺腺泡细胞癌需与胰腺导管腺癌、胰腺实性假乳头状瘤及胰腺黏液性囊腺瘤相鉴别。但二维超声鉴别有限，需综合考虑，必要时可行FNA确定诊断。

### （六）壶腹周围癌

壶腹周围癌包括壶腹部癌、胆总管末端癌、胰管末端癌和十二指肠乳头癌。

1.临床表现

早期即出现黄疸，手术切除率高，预后相对较好。

2.超声表现

瘤体往往较小，多为低回声肿物，圆形，边界不清，上游扩张的胆总管在低回声肿物处中断；肝内外胆管及胰管呈平滑扩张。可见胰周肿大淋巴结及周围大血管受侵犯。彩色多普勒超声显示多数在肿物内能检出血流信号。

3.鉴别诊断

（1）胰头癌（参见相关章节）。

（2）胆总管下段结石：部分嵌顿于壶腹部不明显声影的结石与肿瘤鉴别较困难，需行EUS或ERCP检查。

### （七）胰腺转移肿瘤

胰腺转移肿瘤非常罕见，主要来源于肺、乳腺、肝脏、肾脏及胃。

1.临床表现

绝大多数患者诊断时无症状。当肿瘤相当大时，才会产生具体症状与体征，与原发性胰腺癌相似。

2.超声表现

通常无特征性表现，可表现为单发、多发，或弥漫性胰腺受累。较大病灶内可出现液化坏死和钙化。不伴有主胰管和胆总管扩张。彩色多普勒可显示病灶内血流丰富，部分病灶内仅见少许血流。

3.鉴别诊断

既往多有原发恶性肿瘤病史。肾细胞癌、部分乳腺癌转移病灶血流丰富，常与内分泌肿瘤混淆；肺癌和乳腺癌、胰腺转移瘤通常表现为乏血供，呈多发病灶，常边界清楚。二维超声很难区分转移和原发病变，需行FNA明确诊断。

### （八）胰腺神经内分泌肿瘤

胰腺神经内分泌肿瘤源自于胰腺多能神经内分泌干细胞。主要分为功能性和无功能性两大类。多数为功能性，最常见为胰岛素瘤，其次为胃泌素瘤。

1.临床表现

功能性肿瘤因分泌激素细胞来源不同产生不同临床综合征。无功能性肿瘤，早期无明显症状。瘤体增大后逐渐出现为上腹痛、体重减轻、疲劳、梗阻性黄疸、胰腺炎、十二指肠梗阻等症状。

2.超声表现

功能性肿瘤多数为良性，常见于胰体尾，多呈单发，病灶较小，直径约为1~2 cm。肿瘤呈圆形或椭圆形，形态规则，边界清晰，内部多呈均匀低回声或极低回声。彩色多普勒显示其内血流信号丰富。

无功能性肿瘤通常体积较大，呈圆形或分叶状，内部回声不均，可见强回声钙化，当病灶内部合并出血、囊性变，内部则呈无回声区。彩色多普勒可见其内丰富的血流信号。一般瘤体外的胰腺组织及胰、胆管无异常改变。当瘤体形态不规则，且与周边分界不清晰，伴或不伴有肝内有转移灶或胰腺周围有淋巴结转移时，则考虑恶性可能。

3.鉴别诊断

需与胃、左肾、肾上腺和腹膜后肿瘤、胰腺癌相鉴别。饮水后扫查有助于与胃肿瘤相鉴别；追踪脾静脉走行有助于其与左肾、肾上腺和腹膜后肿瘤相鉴别，前者位于脾静脉前方，后者相反。腹膜后肿瘤可使胰腺推挤移位，但胰腺形态完好正常；胰头癌多伴有胆道或胰管扩张、周围脏器或组织受压、浸润以及转移征象，超声造影多表现为低增强。但当其出现恶性征象时，二者鉴别较困难。

### （九）胰母细胞瘤

胰母细胞瘤是一种罕见胰腺上皮源性恶性肿瘤，在儿童胰腺恶性肿瘤中最常见。

1.临床表现

胰母细胞瘤大多见于婴幼儿，成人罕见，但其侵袭力更强。临床表现通常非特异。肝脏是最常见远处转移部位，血管浸润不常见。

2.超声表现

可发生在胰腺任何部分，约半数位于胰头部。体积通常较大，边界清晰，以低回声为主，回声不均，内可见出血或坏死等形成的囊性部分，部分瘤体内可见钙化。瘤体可包绕邻近腹膜后大血管，也可在脾静脉内形成瘤栓。少数巨大肿瘤可将胰腺全部破坏。

3.鉴别诊断

当瘤体较大时，应与体积较大的腹膜内或腹膜后肿块相鉴别；当胰母细胞瘤发生于年龄稍长儿童，且瘤体较小时，需与胰腺实性乳头状瘤相鉴别。后者好发于年轻女性，胰体尾部较多见，对周围组织常无明显侵犯，病灶较大时对周边组织造成挤压，仅少数病例出现转移。胰母细胞瘤还需与胰腺癌相鉴别，后者坏死、出血和钙化表现罕见。

### （十）胰腺淋巴瘤

胰腺淋巴瘤是一种较罕见的胰腺肿瘤，多为弥漫性大B细胞淋巴瘤。可分为原发性和继发性两类。

1.临床表现

多见于中老年男性，临床表现缺乏特异性，多以腹痛、体重减轻就诊，罕见以急性胰腺炎首发表现。继发性胰腺淋巴瘤在发现前其原发部位淋巴瘤诊断多已明确。

2.超声表现

以胰头多见，多表现为体积较大低回声病灶，无明显胰管受累及胰管扩张，彩色多普勒内部多无血流信号。

3.鉴别诊断

与胰腺癌相比，该病病灶体积较大，无明显胰管扩张表现，但还应结合其他影像学检查综合分析，必要时可行FNA明确诊断。

## 三、胰腺超声造影

### （一）适应证

（1）胰腺局灶性病变的定性诊断。

（2）常规超声显示不清的胰腺病变，其他影像检查发现病变但常规超声未能显示，或临床疑似胰腺肿瘤或相关肿瘤标记物升高，影像检查未能明确诊断的病例，或在CEUS引导下组织活检、介入治疗。

（3）不明原因的胰管扩张。

（4）闭合性腹部外伤，疑存在胰腺损伤者。

（5）胰腺移植，全面评估供体血管通畅性和灌注情况。

（6）胰腺癌局部动脉灌注化疗、局部放疗、消融治疗、注药治疗后等评价疗效。

### （二）禁忌证

（1）已知对六氟化硫造影剂或对其他成分有过敏史的患者。

（2）近期急性冠脉综合征或临床不稳定性缺血性心脏病患者，或伴有右向左分流的心脏病患者、重度肺动脉高压患者（肺动脉压大于90 mmHg）、未控制的系统高血压患者和成人型呼吸窘迫综合征患者。

（3）孕妇和哺乳期患者。

（4）18岁以下患者。

### （三）检查前准备

（1）禁食8小时以上。

（2）建立外周静脉通道。

（3）了解受检者临床资料，判断是否适合造影检查，排除禁忌证，并签署知情同意书。

### （四）操作方法

（1）常规超声检查了解整个胰腺情况和病变位置、大小、数目、边界回声特点、血供情况及与胰管、血管、邻近器官的关系。选择能同时显示胰腺组织和病变的超声造影观察最佳切面。

（2）造影条件设置：进入造影检查模式，调节成像条件，用二维和造影双幅显示模式进行观察，超声造影剂常规推荐用量为2.4 mL。造影开始打开计时器并启动存储功能。观察病灶和周围胰腺组织增强情况及其动态变化过程，为时约2分钟。

### （五）常见胰腺病灶超声造影表现

1.胰腺浆液性囊性肿瘤

病灶内多发分隔明显强化，内可见多个无增强区的小囊，有些微囊型浆液性囊腺瘤因囊腔小、分隔密集，CEUS呈明显强化，易误诊为实性病变；少数呈大囊样改变，囊壁及分隔呈均匀增强，与黏液性肿瘤较难区分。

2.胰腺黏液性囊性肿瘤

病灶早期常表现为等增强，少数可为高增强，增强晚期多为等增强。可见囊壁及分隔增强，病灶被分隔成大小不等无回声区，囊壁及分隔一般较光滑。发生恶变时，超声造影增强早期常为等增强或高增强，增强晚期多数为低增强，囊壁和分隔不均匀增厚，病灶实性成分增多，增强不均匀，形态不规则，有时与不典型导管腺癌难以鉴别。

3.胰腺实性假乳头状瘤

动脉期早期多见病灶包膜呈环状增强，病灶内部实质部分可见造影剂呈不均匀强化，回声与正常胰腺组织呈等增强或低增强表现，部分可见分隔样强化。静脉期可见病灶实质内造影剂廓清稍早于正常胰腺组织，呈低增强表现。而病灶内囊性部分始终显示为无增强表现。

4.胰腺导管腺癌

动脉期病灶增强早期及晚期均呈不均匀低增强，内部有不规则无增强区，造影开始增强时间晚于胰腺实质，而开始廓清时间早于胰腺实质，呈“晚进快出”表现。病灶内部出现液化坏死时，可出现局部造影剂无灌注表现。

## 四、胰腺介入诊疗的应用

### （一）适应证

超声引导下穿刺活检及经超声内镜穿刺适于超声可见胰腺局灶性病变或弥漫性病变。

（1）胰腺局灶性病变良恶性鉴别、病理分型等。

（2）胰腺弥漫性肿大，需明确病因。

（3）胰腺移植后不明原因的胰腺功能损害和排斥反应。

（4）受到胃肠等影响，经皮引导穿刺困难者可选择经超声内镜穿刺。

### （二）禁忌证

（1）一般情况差，不能耐受穿刺，呼吸无法配合者。

（2）有明显出血倾向及凝血功能障碍者。

（3）急性胰腺炎、慢性胰腺炎急性发作期者。

（4）中等量以上腹水、全身状况衰弱或合并其他严重疾病者，精神障碍不合作者。

（5）胰管明显扩张且无法避开者。

（6）怀疑消化道穿孔、消化道梗阻、胃肠道扩张者。

（7）肿瘤内部或周围血管非常丰富，无安全穿刺路径者。

### （三）操作前准备

（1）检查血常规、凝血功能，必要时查心电图。

（2）禁食8~12小时或以上。

（3）询问有无抗凝血药使用史和药物过敏史，停用抗凝血药3~5天。

（4）较重的咳喘患者应在症状缓解后再行穿刺。

（5）向患者详细说明穿刺过程，取得患者配合。

（6）术前常规签署知情同意书。

### （四）仪器设备

（1）彩超仪配有穿刺探头或穿刺引导架。

（2）无菌活检装置，包括活检枪、穿刺引导针及活检针等。

（3）承载标本的滤纸和标本盒。

（4）无菌穿刺包和探头无菌隔离套。

## （五）操作方法

患者仰卧位，二维超声观察病灶的数量、大小、位置、形态、边界、内部回声、肿块内部及周边血流等情况。充分暴露上腹部，常规消毒、铺巾，用探头无菌隔离套包住探头后再次确定进针点与方向，2%利多卡因局部麻醉。常选剑突下为穿刺点，选择穿刺病灶和路径，避开血管、肠管、胆管、胰管等重要器官和组织。超声引导活检枪配18 G活检针自皮肤切口进入皮下，超声实时监测活检针沿超声引导线方向进入，直至肿瘤表面。打开自动活检弹射装置的发射保险，叮嘱患者屏气后，启动活检枪后快速退针，打开切割槽，取出组织条，将其放在无菌滤纸片上，放入标本瓶。一般穿刺2~3针。每次取材后均应对活检针做清洁处理，以防针道种植。穿刺后适当压迫穿刺部位，观察20分钟以上；超声确认穿刺部位无出血后方可离开。若穿刺经过胃，需禁饮食6小时以上且无胃肠道梗阻症状。

## （六）注意事项



（1）严格掌握适应证及禁忌证。

（2）穿刺活检取材时，应尽可能选取病灶实性组织，提高穿刺活检阳性率。

（3）对于一些质地较硬的肿块，可选用半自动活检枪。

（七）并发症

包括腹部疼痛、出血、胰瘘、胃肠液漏、腹膜炎、针道转移等。

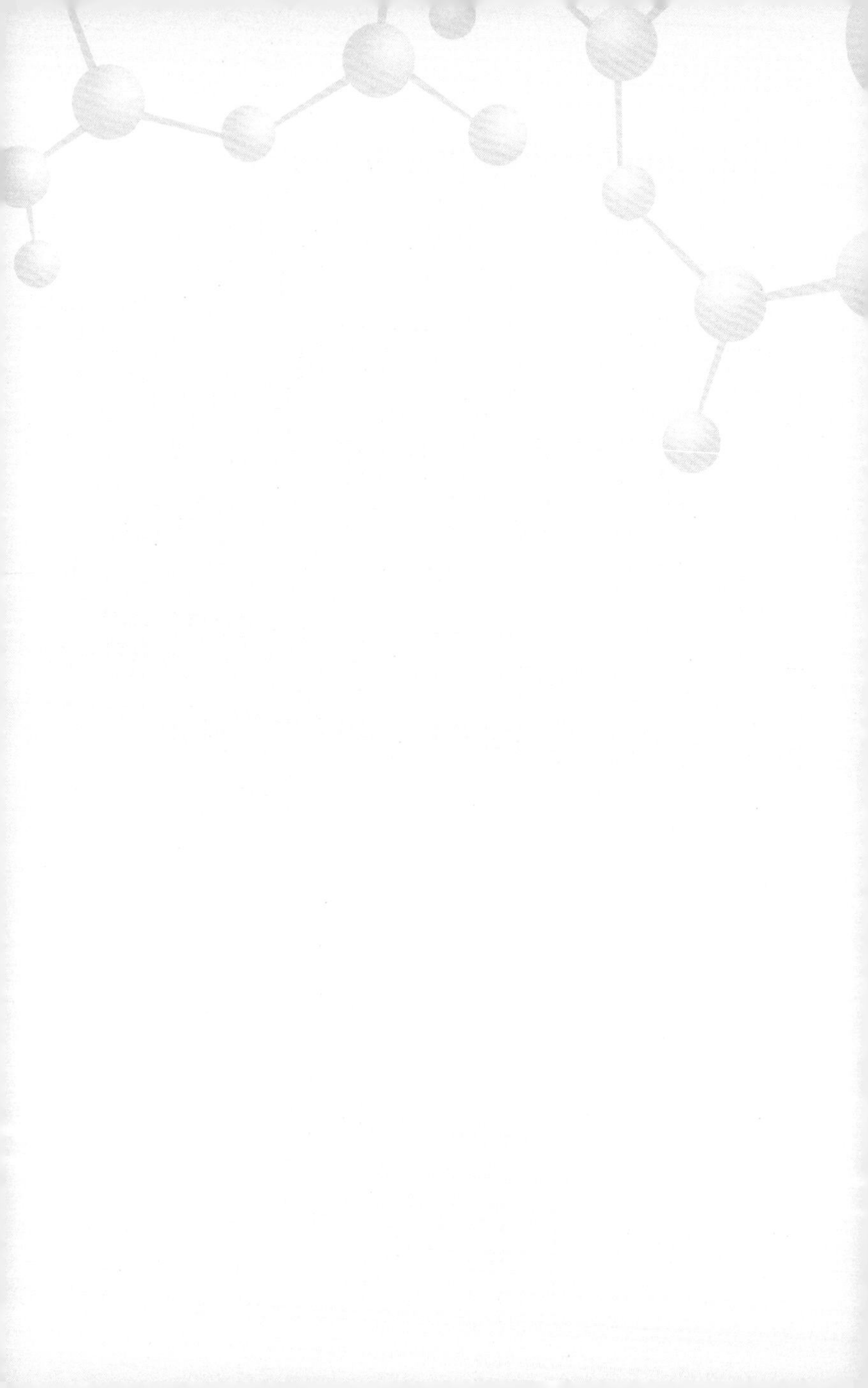

# 第七章

# 子宫肿瘤

## 一、经腹超声

### （一）检查方法

经腹壁扫查是最常用的妇产科超声检查途径，适用于所有要求检查盆腔的妇女，无禁忌证。

1. 检查前准备

膀胱适度充盈：①饮水法，检查前一小时，患者饮水或甜饮料500~700 mL，静候半小时，至膀胱有较明显尿意，下腹部轻微隆起即可；②插尿管法，对急症病人、急慢性肾功能不全、恶病质或年老体弱不能憋尿者，可在常规消毒下插导尿管，注入生理盐水500 mL左右。

2. 检查仪器

凸阵探头，探头频率为3.5~5.0 MHz。

3. 扫查方式

平行扫查、扇形扫查、旋转扫查。

### （二）适应证

（1）子宫和宫颈癌辅助诊断。

（2）子宫和宫颈癌高风险人群定期检查。

（3）子宫和宫颈癌手术或介入治疗的术中监测。

（三）优越性和局限性

扫查范围广泛，扫查切面、角度灵活，能完整显示盆腔及其器官组织全貌，但对盆腔器官显示易受腹壁厚度、膀胱充盈程度及肠道胀气等因素影响，使声像图清晰度波动较大，对盆腔内小病灶因分辨力较差而易致漏诊和误诊。

（四）操作流程

患者检查前需饮水充盈膀胱，标准为：①对妇科患者及早孕妇女，以子宫纵切面为标准，膀胱无回声区将周围肠管推开，恰能清晰显示包括子宫底在内的子宫长轴完整轮廓为适度；②对中晚期妊娠妇女，以子宫颈纵切面为标准，恰能清晰显示子宫下段部分肌层、子宫颈内口及完整子宫颈轮廓为适度。受检者取仰卧位，探头置于下腹部表面进行扫查，局部皮肤涂上适量耦合剂。扫查应按一定顺序，首先进行二维超声检查，一般先采用纵切面扫查，以子宫矢状面为中心，探头缓慢向两侧滑行，同时轻轻变化扫查角度；然后探头转动90°改为横切面扫查，从上向下或从下向上平行切面连续扫查；扫查过程中根据感兴趣部位情况灵活变动扫查方向，采用斜切面扫查。发现病灶时，还需将探头定在体表某一位置上，改变探头与体表角度及探头方向进行扫查，以得最佳诊断效果。然后在二维超声基础上切换彩色多普勒扫查，以同样顺序扫查。当扫查中有异常占位病变时，先以二维超声观察肿物形态、边缘、内部回声，然后切换彩色多普勒扫查，正常子宫血供主要来自子宫动脉，部分可伴卵巢动脉侧支供血。肿瘤生长所需营养依赖血管运输，当肿瘤超过2 mm即可形成肿瘤微血管网。彩色血管能量成像能清晰显示肿瘤血管征象，为诊断提供重要信息。

## 二、经阴道超声

### （一）检查方法

1.检查前准备

检查前嘱患者排空膀胱，以免充盈膀胱将子宫推向远场。

2.检查仪器

探头频率5.0~7.5 MHz，也可5.0~9.5 MHz变频探头。

3.扫查方式

倾斜扫查、推拉扫查、旋转扫查。

### （二）适应证

（1）子宫占位性病变诊断。

(2)子宫内膜癌的早期筛查。

(3)恶性肿瘤高危人群定期检查。

(4)其他影像学检查可疑子宫异常。

## (三)局限性

(1)无性生活史、处女膜闭锁、阴道畸形女性不宜使用经阴道超声检查。

(2)子宫水平位、活动度大时不易得到清晰的子宫矢状面图像。

(3)阴道探头频率高,穿透力有限,聚集深度在10 cm内,远场显示欠清晰,较大子宫肿块,难以显示全貌,故需与经腹超声结合,才能获得完整诊断信息。

(4)良恶性肿物声像图存在交叉现象,部分病例很难有效鉴别。

## (四)副作用

阴道超声要用耦合剂和一次性隔离套,对耦合剂或橡胶过敏的女性就可能出现阴道瘙痒、刺痛等副反应。月经期或体积较大盆腔脓肿行阴超时无菌操作不规范,会加重盆腔感染。

## (五)操作流程

(1)使用一次性铺巾置于受检者臀部下方。必要时另加枕头垫高臀部。

（2）取膀胱截石位，探头表面涂少量耦合剂后套入一次性隔离套内。将探头轻缓插入阴道，探头顶端到达阴道穹隆部或宫颈部。

（3）找到子宫，显示宫颈管至宫腔线的子宫纵切面。

（4）探头向左、向右扫查观察子宫两侧壁。

（5）旋转探头做横切面扫查，进一步核实纵切面观察到的情况。

（6）根据感兴趣区的位置调节探头位置和方向。

（7）采集、留存与超声发现病灶相对应的、能代表病灶回声特征、反应病灶与正常脏器关系的图像。

### （六）观察内容

（1）子宫体：外形轮廓是否清晰规则，有无变形。

（2）子宫内膜及宫腔内情况：内膜形态、回声特征及厚度，与月经周期及年龄明显不符应做出提示。

（3）了解子宫肌层厚度、回声是否均匀，有无占位。

（4）宫颈：与子宫连接关系以及宫颈肌层和宫颈管的结构有无占位。

（5）阴道内及阴道壁有无占位病变。

（6）病灶：大小、边界、形态、内部回声特征，与周围组织关系及浸润程度，并借助多普勒超声评估病变的血供特点。

### （七）超声诊断要点

1. 子宫内膜癌

回声不均匀、杂乱，与肌层边界不清，血流较丰富。

2. 子宫内膜间质肉瘤

宫腔内实性结节，高或低回声，界限清或不清，瘤内异常丰富血流和极低阻力频谱是特征性表现。

3. 子宫肌瘤肉瘤变

病灶与周围肌层分界变模糊，假包膜消失，瘤内漩涡状、花纹状或极不均匀的低回声，可出现絮状不规则液性暗区，血流较丰富。

4. 宫颈癌

宫颈增大，内见不均质低回声肿块，无明显边界，宫颈管结构消失，可侵犯宫体、宫旁组织及膀胱等，血流增多、杂乱，常可发现低阻动脉频谱。

## 三、超声造影

超声造影是利用血液中造影剂气体微泡在声场中的非线性效应和背向散射获得对比增强图像，可以显示病变组织的血流灌注模式及微血管构筑特点，定量评估器官、组织及病灶局部血流灌注情况。

### （一）检查方法

1.检查前准备

经腹超声造影，应适度充盈膀胱；经阴超声造影需排空膀胱。

2.检查仪器

配有超声造影条件的彩色多普勒超声诊断仪，腹部探头频率3.5~5.0 MHz，阴道探头频率5.0~9.5 MHz。

3.扫查方式

经腹超声造影和经阴道超声造影。

### （二）适应证

（1）获得更多子宫内膜病变超声诊断信息，提高鉴别诊断能力。

（2）子宫恶性肿瘤：提高超声检查敏感性和特异性，帮助了解肿瘤浸润范围、程度及周围脏器侵犯情况。

(3) 妊娠相关疾病：如滋养细胞瘤等，通过异常血流监测，提高诊断价值、指导临床治疗和疗效观察。

(4) 宫颈上皮内瘤变（CIN）的随访、宫颈癌临床分期及治疗评价。

### (三) 局限性

(1) 根据目前临床研究结果，还不能肯定在多数妇科病变中具有特异性征象，常规超声仍是首选检查方法，超声造影可作为进一步检查手段。

(2) 由于安全性未知，超声造影检查不推荐孕妇应用。

(3) 超声造影不能脱离二维及彩色多普勒超声检查，不能脱离临床症状体征，综合分析有助提高诊断准确性。

### (四) 副作用

(1) 造影剂注射后短时间内出现面部潮红、头疼、恶心、心慌、一过性咳嗽、打喷嚏等症状。

(2) 注射点局部发热、红斑、皮疹、瘙痒等不适。

(3) 国外报道的致命性过敏反应率为0.000 1%。国内报道尚无相关死亡病例。

### （五）操作流程

（1）造影前常规超声检查：用经腹及经阴（必要时经直肠）方式联检，了解子宫一般情况。

（2）造影剂经外周静脉注射，推荐剂量经腹检查为1.2~2.4 mL，经阴道检查为2.0~4.8 mL，将造影剂混合入5 mL生理盐水中制成混悬剂。

（3）造影前先对患者进行二维超声检查，了解子宫及附件区一般情况。将切面固定于目标区域，切换至造影模式，调节成像条件，MI为0.04~0.08，聚焦点置于病灶底部，增益以二维灰阶背景回声刚消失、膀胱后壁界面隐约可见为准。

（4）经肘部静脉注射造影剂并开始计时，当造影剂微泡到达目标时，缓慢扇形扫查整个病灶，观察造影剂灌注情况。包括病灶有无增强、增强时间、强度水平、造影剂分布特征及随时间推移变化情况。

（5）连续储存超声造影120秒内的图像，如有必要也可存储3~5分钟内的图像。

（6）对病变区行时间-强度曲线定量分析，应固定探头与感兴趣区，并全程记录灌注过程。

（7）如不能同时显示病灶及参照组织，应行二次造影，二次造影时间间隔应大于10分钟，以确保血液中微泡清除。

### （六）观察内容

关于子宫肿块超声造影评价方法及指标，目前尚无统一标准，参照文献报道及多中心研究成果，建议采用定性观察进行分析，鉴别良恶性，可同时行时间-强度曲线定量分析作为补充。

1.时相划分

分为增强早期和增强晚期。增强早期指子宫动脉开始灌注至子宫肌层完全灌注，逐渐增强达峰值的过程；增强晚期指子宫肌层峰值强度开始消退至造影前水平的过程。

2.观察指标

观察并记录病灶增强时间、增强水平和造影剂分布形态特征。开始增强时间为从注入造影剂至观察目标内出现增强的时间，并以子宫肌层为参照，分为早增强、同步增强及迟增强。增强水平以子宫肌层为参照，分为高、等、低及无增强，当病灶增强水平不一致时，以最高增强部分为准，造影剂分布主要分为均匀和不均匀。

3.时间–强度曲线定量分析

记录病灶内造影剂从出现（开始）增强、强度达到高峰、开始消退以及持续增强的整个过程，并分析开始增强时间、达峰时间、峰值强度、半廓清时间、曲线下面积等参数。

### （七）超声造影鉴别宫腔良恶性病变的诊断要点

良性病变组以等增强、增强强度表现多样、离心型灌注、非早进早退型灌注及粗大供血血管显示率高为主要特征；恶性病变组以均匀、高增强、整体型灌注、早进早退型灌注及粗大供血血管显示率低为主要特征。

### （八）超声造影在介入诊疗中的应用

（1）超声造影引导下进行穿刺活检，能准确确定穿刺取材的部位，保证取材的满意度。减少穿刺次数进而减少术后并发症。

（2）子宫肌瘤、腺肌病局部消融治疗中，超声造影能实时显示病变区微循环状况，在术前、中及后均发挥重要作用。术前清晰显示病变部位、大小及与子宫内膜关系，指导制定消融治疗方案；术中及术后，可准确识别已处无血供状态的变性坏死组织，指导对残留区域再次消融，治疗后随访有助于观察病灶缩小及转归。

## 四、三维超声

### (一) 检查方法

1. 检查前患者准备

经腹检查需适度充盈膀胱；经阴检查需排空膀胱。

2. 检查仪器

配有三维超声成像的彩色多普勒超声诊断仪，经腹扫查3.5~5.0 MHz三维专用探头，角度120°；经阴道扫查7.0~7.5MHz三维专用探头，角度120°。

3. 扫查方式

同经腹部、经阴道常规超声检查。

### (二) 适应证

(1) 对子宫内膜癌累及范围可行立体定位，通过体积测量法诊断子宫内膜癌。

(2) 对于子宫病变部位内部结构、形态及周围的脏器毗邻提供立体的诊断信息。

### (三) 局限性

三维超声尚不能替代二维超声，但可为一些复杂声像结构的判断提供大量辅助信息。

### (四) 副作用

无。

### （五）操作流程

在二维超声基础上，三维超声可提供盆腔肿块的解剖形态、表面形态及内部结构等信息，有助于医师更好分析盆腔肿块与周围解剖结构间的关系，判断肿瘤来源及肿瘤是否累及周围组织结构。首先经二维超声扫查子宫全貌后进行三维超声检查。3D-TVS：设置合适的参数，可清晰显示子宫矢状面轮廓、内膜子宫最佳图像，固定探头于感兴趣区域后，将三维成像功能启动，注意对立体取样容积进行调节，确保涵盖整个子宫及感兴趣区域，为避免呼吸时脏器运动或腹壁运动伪像出现，可叮嘱患者检查时屏住呼吸5~10秒，执行键按下后，获得三维扫描容积模块的三维重建数据。通过三维技术建立盆腔血管，从腹部主动脉至子宫动静脉小血管网，到病灶完整血管网，不同角度观察病灶血管分布、来源、血供丰富程度，了解判断盆腔病灶、肿物性质。图像采集完成，可获得重建结构矢状平面、横断面、冠状平面声像图。重建模式以多平面成像模式，中心点为可疑结构区域，通过旋转互相垂直的X轴、Y轴或Z轴，选择最佳观察角度，完成子宫冠状平面三维图像的采集。三维超声多平面显示感兴趣区域图像，旋转X轴、Y轴、Z

轴显示子宫内膜、子宫肌壁与病变的关系。

### （六）超声诊断

1.宫颈癌

经阴道三维血管能量显像可显示宫颈内部出现不均区域以及实性肿块部位，均显示出肿块的内部及周围处存在网状细小的血流，彩色血流呈现网状、树状以及类似“火球样”改变，血管纷乱排布，并且发出多支向间质浸润。

2.子宫内膜癌

子宫内膜增厚往往是子宫内膜癌的最先表现，通过三维超声测量子宫内膜体积有助于诊断，子宫内膜癌的平均容积为27.2±7.15 mL。

在妇科肿瘤疾病诊断过程中，3D-TVS弥补了二维超声空间显像的缺陷，增加了独特冠状切面图像，为诊断、治疗提供参考依据，将成为妇科超声中一项很有发展前景的检查方法，值得临床推广。

## 五、超声弹性成像

### （一）检查方法

1.检查前准备

检查前排空膀胱。

2. 检查仪器

配有超声弹性成像技术的彩色多普勒超声诊断仪，选择经阴道探头，探头频率5.0~9.5 MHz。

3. 扫查方式

平行扫查、扇形扫查、旋转扫查以及检查部位加压扫查。

### （二）适应证

近年来超声弹性技术在妇科方面的研究报道逐年增多，目前主要集中在临床妇科常见的良性病变（子宫肌瘤、子宫内膜异位症、单纯性卵巢囊肿等）和恶性病变（宫颈癌、子宫内膜癌及卵巢的恶性肿瘤等）弹性指标的分析，以增加对疾病诊断与鉴别的敏感性、特异性等。

### （三）局限性

缺点在于针对不同的操作人员，人工施压的操作手法可能会有所差异，尤其对于盆腹腔较深的病变组织成像较为困难。

### （四）操作流程

（1）使用一次性铺巾置于被检查者臀部下方，必要时另加用枕头垫高臀部。

（2）取膀胱截石位，探头外面涂少量耦合剂后套入一次性隔离套内。将探头轻缓插入阴道，探头顶端到达阴道穹隆部或宫颈部。

（3）找到病灶位置，开启弹性成像模式，对病变部位及周围组织进行取样，在检查过程中不断加压解压。

（4）检查结束后，保存图像，勾勒出病变区域并与正常组织对比。

采用超声弹性成像技术对病灶进行弹性评估，需要在阴道二维超声基础上给被检查者施加压力，一般有两种施压方法：①外部应力：操作者轻轻将探头向前推送，给宫颈一个轻微应力。②内部应力：保持探头不动，利用患者自身的呼吸、脉搏搏动产生的应力，操作者无额外施加力。根据不同的研究目的选择合适的方法。

检查者根据呈现的组织弹性图像进行评分，针对恶性肿瘤，研究人员提出了弹性成像评分5分法：1分，病灶整体变形，病灶与周围组织均为均匀绿色；2分，病灶大部分变形，内部为蓝绿色混合的马赛克状；3分，病灶周边变形（绿色），中心无变形（蓝色）；4分，病灶整体均无明显变形，全部显示为蓝色；5分，病灶整体及周边均无明显变形，内部及周边均为蓝色。≥3分提示恶性，≤2分提示良性。

宫颈良恶性病变弹性特点存在一定差异，对宫颈病变弹性变化特点研究后发现，超声弹性成像技术对提高宫颈癌诊断率有所帮助。国内外研究表明，超声弹性成像技术对宫颈良恶性病变的鉴别临床诊断价值成效显著，是二维超声与多普勒超声的辅助诊断方法，但在宫颈原位癌、早期浸润癌的诊断能力有限。

## 六、超声引导下穿刺

### （一）检查方法

1.检查前准备

（1）明确患者是否有慢性病史，如糖尿病、高血压等，必要时请相应专科会诊，以控制病情，确保操作顺利进行。若患者服用抗凝药物，需提前停药一周。

（2）血常规、凝血四项、感染四项（乙肝、丙肝、艾滋病、梅毒）。

（3）向患者及家属解释穿刺活检的必要性、基本流程和安全性及存在的风险，以及取材不满意会导致诊断不明确的可能，签署知情同意书。

2.检查仪器

腹部探头，频率3.5~5.0 MHz；阴道探头，频率5.0~9.5 MHz。

### （二）适应证

宫颈活检阴性的宫颈管内包块。

### （三）局限性

穿刺活检取材的成功率可达98%以上，获得病理诊断的概率可达95%以上，但仍有少数病例可能无法明确诊断。

### （四）副作用

（1）引起穿刺部位出血，必要时需进行局部按压。

（2）穿刺活检可能导致肿瘤的针道种植转移。

### （五）操作流程

（1）局部碘附消毒、铺无菌巾。

（2）超声探头消毒或无菌塑料膜隔离，安装穿刺引导架。

（3）选择包块血供丰富的区域作为靶目标进行穿刺。

（4）用自动活检枪、18 G活检针在超声实时引导下沿引导线穿刺，取组织2~3条。

（5）组织条置于滤纸片上，甲醛溶液固定后送病理科检查。

（6）采集3张以上的图像，包括显示肿物大小测量值的二维图、显示血流的彩色多普勒图、穿刺针及针道图、术后复查图像。

# 第八章

# 附件肿瘤

## 一、经腹超声

### （一）检查方法

经腹壁扫查是最常用的妇产科超声检查途径，适用于所有要求检查盆腔的妇女，无禁忌证。

1. 检查前患者准备

患者需饮水充盈膀胱。

2. 检查仪器

凸阵探头，探头频率为3.5~5.0 MHz。

3. 扫查方式

平行扫查、扇形扫查、旋转扫查。

### （二）适应证

（1）原发性、转移性卵巢癌和输卵管癌辅助诊断。

（2）卵巢癌高风险人群定期检查。

（3）卵巢癌手术或介入治疗的术中监测。

### （三）优越性和局限性

同第七章子宫肿瘤。

### （四）操作流程

患者检查前需饮水适度充盈膀胱。患者平卧位，充分暴露下腹部，涂抹耦合剂后行纵向、横向和斜向多种角度扫查。纵向扫查时，自腹正中线首先确定纵向的子宫，再向左右两侧移动探头。横向扫查则自耻骨联合上平行移动探头。扫查附件时，首先要确定卵巢的位置，可将卵巢作为附件结构的主要位置参考。无盆腔手术史的女性，卵巢通常位于髂内血管前方，子宫体侧面，髂内血管通常作为辨别卵巢的标志。移动探头连续扫查，注意观察其大小、形态与子宫位置关系。在最大长轴面上要测量卵巢长径，而后将探头旋转90°，在最大横切面上测量横径。正常输卵管通常难以辨认，只有输卵管病变扩张时才能观察到。若输卵管异常，应观察活动度，有无僵硬感，与周围组织有无粘连。对于附件区包块应首先判断其部位，存在于卵巢、输卵管还是腹膜；其次观察其大小、形状、边界和回声情况，明确是实性还是囊性、单房还是多房，内部分隔情况，是否有突起，包块实性部分回声。在二维超声基础上切换彩色多普勒评估包块血供情况。应用Adler分级法将肿块血流分为Ⅰ级、Ⅱ级、Ⅲ级和Ⅳ级，卵巢周边及内部未见血流信号为Ⅰ级；卵巢周边可见短条状和点状血管，卵巢内部无血管分布为Ⅱ级；卵巢内部可见稀疏血管，走行平直，分支比较简单为Ⅲ级；卵巢内部可见血管网或血管树，走行扭曲而且不规则分支比较复杂为Ⅳ级。

## 二、经阴道超声

### （一）检查方法

1.检查前患者准备

患者需排空膀胱。

2.检查仪器

探头频率5.0~7.5 MHz，也可5.0~9.5 MHz变频探头。

3.扫查方式

倾斜扫查、推拉扫查、旋转扫查。

### （二）适应证

（1）经腹超声检查不能达到满意的效果者。

（2）对于下腹部有尚未愈合的伤口者或者膀胱有病变不能适度充盈者。

### （三）局限性

（1）无性生活史、处女膜闭锁、阴道畸形女性不宜使用经阴道超声检查。

（2）阴道探头频率高，穿透力有限，聚集深度在10 cm内，远场显示欠清晰，对较大附件肿块，难显示全貌，需与经腹超声结合，才能获得完整诊断信息。

### （四）副作用

同第七章子宫肿瘤。

（五）操作流程

（1）使用一次性铺巾置于被检查者臀部下方，必要时另加用枕头垫高臀部。

（2）患者取膀胱截石位，探头外表面涂以少量耦合剂后套入一次性隔离套内。将探头轻缓插入阴道，探头顶端到达阴道穹隆部或宫颈部。

（3）找到子宫后，探头向左、向右扫查观察双侧附件区。

（4）旋转探头做横切面或斜切面扫查，进一步核实纵切面观察到的情况。

（5）根据感兴趣区的位置调节探头位置和方向。

（6）采集、留存与超声发现病灶相对应、能代表病灶回声特征、反应病灶与正常脏器关系的图像。

（六）观察内容

（1）卵巢：大小、形态、内部回声等。

（2）卵巢周边有无异常回声，与卵巢之间的关系。

（3）病灶：大小、边界、形态、内部回声特征、与周围组织的关系，同时对腹部脏器、腹腔及盆腔进行扫查，确定有无淋巴结及其他脏器转移灶，并应用彩色多普勒血流图及彩色多普勒能量图模式观察病灶内部及周边血流情况。

（七）超声诊断要点

1.卵巢上皮性肿瘤

卵巢上皮性恶性肿瘤分浆液性和黏液性，主要表现为囊实性回声。浆液性囊腺癌为内有分隔的多房囊实性混合回声，形态不规则，实性部分回声不均匀；囊壁和分隔厚薄不均，其上可有乳头状或者不规则的实性回声突起；CDFI：可见囊壁、分隔以及实性部分存在低阻血流，RI小于0.5。黏液性囊腺癌较浆液性囊腺癌体积大，多房，实性成分内部可有坏死液化，分隔杂乱且厚薄不均匀，内有乳头样突起，囊腔内可见密集或者稀疏的点状回声，血供丰富，低阻频谱，RI小于0.4。卵巢上皮性肿瘤盆腔内多见腹水。

2.卵巢性索间质肿瘤

（1）颗粒细胞瘤：囊性、实性或囊实性；小肿瘤以实性为主，大肿瘤可因出血、坏死、囊性变呈囊性或囊实性，内有分隔可呈多房或蜂窝状无回声，CDFI：肿瘤血流丰富。

（2）卵泡膜细胞瘤：圆形或类圆形中低回声实性肿物，边界清楚，可有出血、坏死或者囊性变。瘤内细胞成分较多时，以低回声为主；纤维成分较多时，后方伴回声衰减。少数患者有腹水。CDFI：一般肿瘤内血流不丰富，偶见血流丰富者。

（3）卵巢纤维瘤：低回声肿物，回声水平较子宫肌瘤回声低，圆形或者类圆形，边界清楚，后方伴有回声衰减。CDFI：肿瘤内可见规则走行的条状血流。

3. 其他卵巢实性恶性肿瘤

多来源于生殖细胞，如畸胎瘤、无性细胞瘤和内胚窦瘤。表现为回声杂乱的实性回声，性状不规则，边界不清楚，内可因出血坏死呈现无回声区。CDFI：肿瘤内血流信号丰富。多伴有腹水。

4. 卵巢转移瘤

卵巢转移癌常存在于双侧卵巢，囊性或者囊实性包块，实性成分回声不均匀，内可夹杂圆形或者不规则的无回声区，边界清楚。CDFI：肿瘤内血流信号丰富。盆腔内多见腹水。

## 三、超声造影

### （一）检查方法

1. 检查前准备

经腹超声造影，应适度充盈膀胱；经阴超声造影需排空膀胱。

2.检查仪器

配有超声造影条件的彩色多普勒超声诊断仪，腹部探头频率3.5~5.0 MHz，阴道探头频率5.0~9.5 MHz。

3.扫查方式

经腹超声造影和经阴道超声造影。

### （二）适应证

盆腔肿物良恶性判断，明确肿物与子宫和输卵管的关系、血供情况以及物理性质，从而提高诊断价值、指导临床治疗和指导临床疗效观察。

### （三）局限性

同第七章子宫肿瘤。

### （四）副作用

同第七章子宫肿瘤。

### （五）操作流程

附件肿块超声造影可采用定性分析和时间-强度曲线定量分析相结合的观察方法进行分析。当附件肿物足够大时，经腹扫查能清楚显示，可选用经腹超声造影；若肿物较小，或位于子宫后方位置较深，或需观察肿物内乳头状结节等结构时，建议采用经阴道超声造影。

具体操作流程与观察内容与第七章子宫肿瘤同。

（六）超声造影诊断要点

1.卵巢良性肿瘤

开始增强时间与宫体接近或晚于宫体，肿瘤为囊性或囊实性者，囊壁呈环状、半环状均匀性增强，呈持续性增强，囊内无造影剂灌注；若有分隔，分隔与囊壁同步或缓慢地增强，分隔完整，强度或高或低，厚薄均匀。囊壁有乳头状凸起或小结节时，呈现与囊壁及分隔基本同步、强度接近的增强模式。肿瘤为实性者，瘤体内造影剂呈中低强度的均匀性增强，多呈周围向中央的向心性增强，消退则早于子宫肌层，并见包膜呈环状、半环状增强，消退后呈持续低增强。瘤体内一般不出现异常的粗大血管。部分瘤体内部可见无造影剂灌注区。

2.卵巢恶性肿瘤

（1）开始增强时间早于子宫体肌壁。

（2）增强早期囊壁、分隔及实性成分呈快速高增强，峰值强度高。

（3）瘤体呈快速高增强，内可见粗大血管进入，数量多，形态扭曲不规则，走向紊乱，造影剂多以粗大血管为中心向周围灌注扩散，呈不均匀增强。

（4）完全消退较晚，呈持续性增强。

3. 卵巢转移癌

超声造影表现多样，但基本具备卵巢恶性肿瘤的增强特征。来源于胃肠道的卵转移癌常有如下表现：注入造影剂后肿瘤内部较大的供血动脉首先增强，而后向周边分支扩散，肿瘤灌注血管呈“树枝状”。伴盆壁转移时，癌肿浸润部位和增厚腹膜呈现恶性肿瘤的同样灌注特点。

## 四、三维超声

### （一）检查方法

检查前准备、检查仪器、扫查方式同第七章子宫肿瘤。

### （二）适应证

附件肿块的表面形态结构和空间位置关系。

### （三）局限性

同第七章子宫肿瘤。

### （四）副作用

无。

### （五）操作流程

患者排空膀胱后，取膀胱截石位，探头置于阴道后穹隆，二维常规扫查附件肿块，根据感兴趣区域空间范围，调节断面角度、扫查深度和扫查角度，以确定三维容积箱位置和大小。启动3D成像，将彩色增益调整至最大灵敏度，脉冲重复频率为1000 Hz，以减少噪声。将观察部位与周围结构的灰阶度调至最佳，叮嘱患者暂时屏气以避免腹壁运动伪像，连续平稳、均匀、缓慢扫查时间约10秒。完成扫查和建立三维数据库后，可立即行容积成像操作，也可把数据储存入仪器内，过后再调出分析。在扫查中采用多普勒方式，可行血管内彩色血流三维重建。表面成像时，滤过功能可抑制周围低回声结构，以突出表面结构特征。电影回放功能可从不同角度动态地观察图像，利用电子刀功能去除与感兴趣结构表面无关的立体回声结构，以及不规则周边，使图像从任何角度上看都更为清晰。

在三维成像上，卵巢肿瘤实质区域回声不均匀，后方有声衰，但程度不一，大部分卵巢癌可见坏死液化后囊腔。部分病例可见实质结构内的细小囊性腔隙以及囊壁间隔带杂乱增厚。轮廓清楚，边界不规则但大多较清楚，可见菜花状或蕈样，大部分包膜呈不规则增厚，部分包膜显示不清，肿瘤与周围组织关系较二维更清晰。应用三维能量多普勒血管成像卵巢肿瘤内血管，可分为

3级：Ⅰ级无血管；Ⅱ级为少许血管；Ⅲ级为丰富的不规则血管网。结果显示位于肿瘤周边、血管规则分支少的多为良性，血管分级以Ⅰ、Ⅱ级为主；位于肿瘤中心，分支紊乱的多为恶性，血管分级以Ⅱ、Ⅲ级为主。

## 五、超声弹性成像

### （一）检查方法

1. 检查前准备

患者需排空膀胱。

2. 检查仪器

配有超声弹性成像技术的彩色多普勒超声诊断仪，选择经阴道探头，探头频率5.0~9.5 MHz。

3. 扫查方法

倾斜扫查、推拉扫查、旋转扫查以及检查部位加压扫查。

### （二）适应证

近年来超声弹性技术在妇科方面的研究报道逐年增多，目前主要集中在卵巢的恶性肿瘤等弹性指标的分析，以增加对疾病诊断与鉴别的敏感性、特异性等。

### （三）局限性

缺点在于评价附件区包块良恶性方面，由于附件包块位置较深，施加力度和方向均不易控制，导致图像获取不够稳定，单一使用弹性成像评价特异性较差。目前研究样本量相对较小，尤其缺少多中心大样本对照研究，病变弹性评分及应变比值尚无标准化临床参考范围。

### （四）操作流程

具体操作流程和评分标准同第七章子宫肿瘤。

## 六、超声引导下穿刺

### （一）检查方法

同第七章子宫肿瘤。

### （二）适应证

（1）无法耐受手术或需术前化疗的附件肿瘤。

（2）盆腔炎表现、抗炎治疗效果不佳的附件包块。

（3）妇科检查呈冰冻骨盆、边界不清的附件包块。

（4）附件肿瘤术后又出现性质不明的盆腔包块。

### （三）局限性

有出血倾向或凝血功能不全者，不建议超声介入。超声引导下的穿刺诊断是有创操作，无固定且安全穿刺路径。超声对病变显示不清，对操作影响大。若存在大量腹水，需先处理腹水。少数病例穿刺后仍无法明确病因。

### （四）副作用

同第七章子宫肿瘤。

### （五）操作流程

同第七章子宫肿瘤。

# 第九章

# 直肠肿瘤

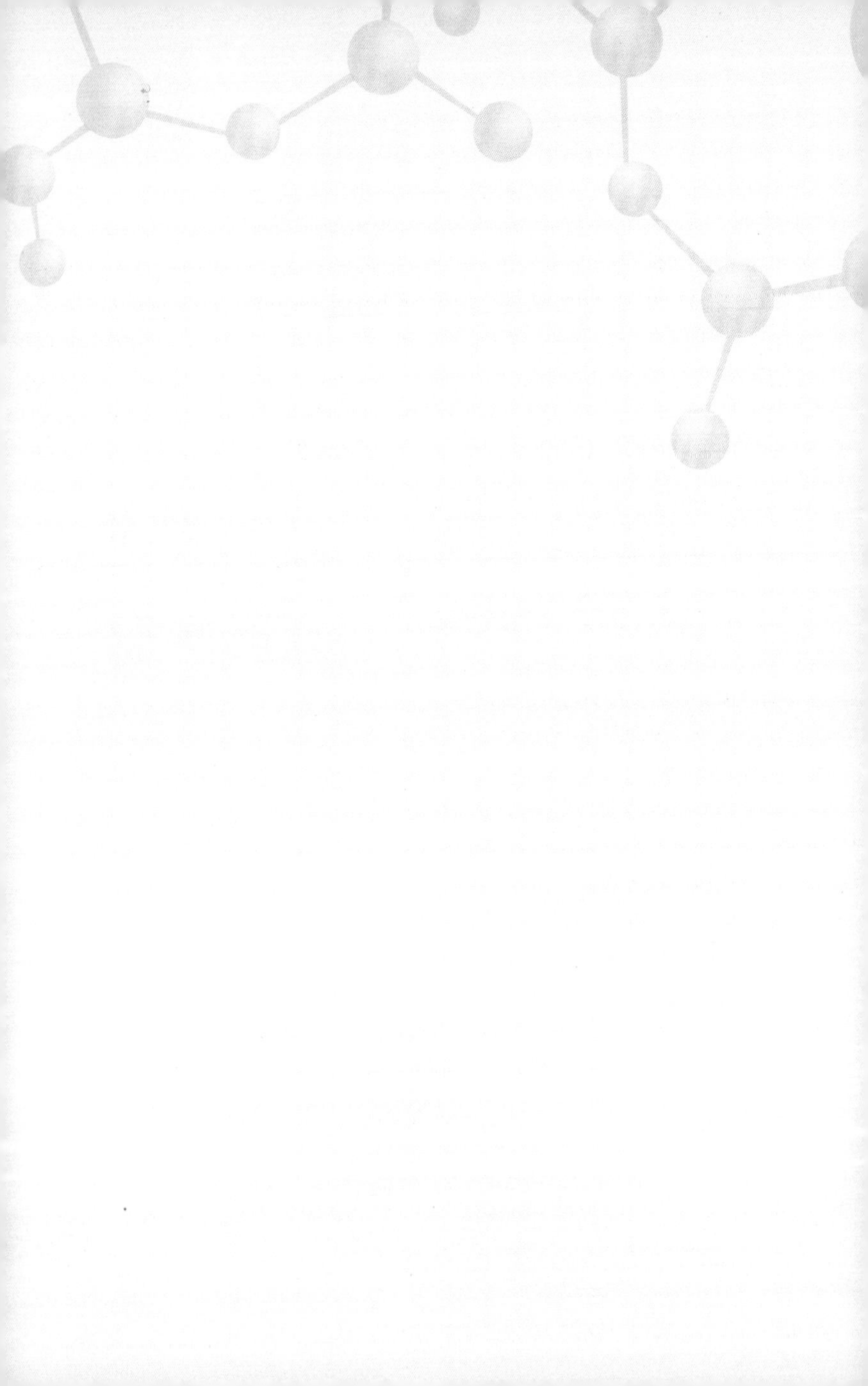

## 一、检查适应证

（1）直肠及肛管占位性病变，包括肿瘤样病变及炎症性病变，如腺癌、鳞癌、腺瘤、息肉、痔疮等占位性病变，或炎症性肠病、肛瘘或肛周脓肿。

（2）肠腔狭窄处可通过腔内探头，病灶远端超声探头扫查范围可探及。凸阵探头一般可达距肛缘15 cm以下，线阵探头因受声波反射方向受限，一般扫查范围在距肛缘10 cm以下。

（3）可耐受肠道清洁灌肠或者经直肠腔内超声检查患者。

## 二、检查流程

### （一）准备工作

1.环境要求

安静独立空间——保护患者隐私，有助缓解病人紧张情绪。

2.设备及用品准备

如采用超声探头换能器适配水囊，需准备相关水囊、注射器、生理盐水；如采用温热耦合剂或专用胃肠造影剂，需准备热耦合剂或调配好温度的胃肠造影剂，温度以接近人体温度为宜，减少肠道刺激。同时需准备灌肠器、探头保护套、手套以及清洁垫巾。

3.患者准备

（1）肠道准备：为避免食物碎屑及残渣干扰，患者通常空腹6小时后行清洁灌肠，或口服轻泻药，直至肠道排空。

（2）衣物准备：患者可更换肠道检查专用检查裤子，或者用干净被单遮盖患者隐私部位，充分尊重患者，方便检查。

（3）体位准备：患者采取左侧卧位，臀部下方铺有清洁垫巾，下肢髋及膝关节屈曲，或右髋及右膝屈曲而左下肢微曲。

### （二）操作步骤

（1）检查者首先佩戴手套，对患者行肛门指检，了解肛门有无狭窄及病变深度、方位、质地、大小、活动度等，并可松弛肛门，减少腔内探头入肛难度。

（2）直肠指诊后，如选择灌注法排除气体干扰，需使用一次性灌肠器将50~100 mL温热耦合剂注入直肠腔内或通过肛门持续滴注胃肠造影剂，待气体排出后，腔内探头外包探头套并涂抹润滑剂，行经直肠检查。如选择注射水囊法则需将超声探头水囊安装固定并做好准备措施，将探头放入病灶处，缓慢用生理盐水注射，直至水囊鼓起，图像清晰。

（3）探头通过肛门时需轻柔，避免疼痛不适，并缓慢进入直肠，注意肠道弯曲角度以及病灶所在肠壁方向，直到通过病灶（如使用线阵或360°）或到达病变下方（如使用凸阵探头），经人工手动扫查注意肿瘤的形态（隆起、狭窄、浸润）和大小、肿瘤延伸到纵向肠壁层次、穿透深度、周围盆腔器官有无浸润、距肛门距离及对肛管层次的侵犯、直肠周围淋巴结存在和大小、数量及特征。同时注意有无直肠脓肿和瘘管等并发症。如配有双平面等超声探头，可采用双平面切换，从横断面及纵切面观察病灶。如配有三维经直肠超声探头，可通过内置三维自动机动系统，可将病变定位在最大直径位置后，在感兴趣区域开始进行三维体积数据采集。注意采集图像保持探头稳定，不要移动。

### （三）诊查要点

（1）病变下缘距肛缘距离（mm）、方位[以前列腺的尿道或阴道腔作为截石位的中点（12点），采用钟点法记录方位]。病变占据肠周径、病变大小、浸润肠壁深度及层次、与直肠系膜筋膜边缘距离（mm）。彩超可显示病变血流情况。

（2）直肠系膜内淋巴结大小及数目，血流。

（3）肿瘤与周边脏器关系：如膀胱、前列腺、精囊腺、子宫、阴道等；下段直肠肿瘤观察有无侵犯肛管内外括约及肛提肌，上段直肠肿瘤观察有无侵犯腹膜反折。

## 三、局限性

（1）肠腔重度狭窄，探头无法进入；或者病变位置过高超过超声探头扫查范围。

（2）如果是单平面探头，无法多切面扫查，对于肠周结构显示欠佳，重复性低，操作者依赖性高。多切面探头及三维超声增加检查切面，可提供更多信息。对于直肠周围结构显示，如果位置超过超声探头扫查范围，无法清晰显示。

（3）易受肠道准备条件或肠道气体干扰。

## 四、副作用

（1）少数患者会在检查后出现肠道不适或少量出血的情况，原因在于直肠肿物血供丰富，超声探头检查后容易造成轻微黏膜损伤。

（2）少数患者肛门有痔疮、炎症、肛裂，或放疗后肛周损伤，在检查过程中会有疼痛感。

## 五、肿瘤分期

直肠腔内超声是直肠癌分期重要的检查方法，高分辨率经直肠超声可清晰显示肠壁五层结构及肠壁周围结构，尤其对早期直肠癌（T2期前）分期有明显优势。

对直肠解剖学五层结构，直肠腔内超声能清楚显示五层超声分层及周围组织，表现为交替的高回声和低回声：①黏膜层与肠道气体反射界面（高回声）；②黏膜与黏膜肌层（低回声）；③黏膜下层（高回声）；④固有肌层（低回声）；⑤浆膜层/肠周脂肪（高回声）。

直肠腔内超声分期主要针对TNM分期中的TN分期，在T前或N前附上前缀“u”表明该分期是超声分期。低回声的肿瘤与超声分层的关系描述如下。

### （一）uT分期

1.uT0：未发现原发肿瘤。

2.uTis：原位癌，肿瘤局限黏膜与黏膜肌层。

3.uT1：肿瘤侵犯黏膜下层。

4.uT2：肿瘤侵犯固有肌层，但局限在肠壁内。

5.uT3：肿瘤侵犯肠周脂肪组织或浆膜下层，但未侵犯邻近器官。

a：浸润深度小于1mm。

b：浸润深度1~5mm。

c：浸润深度6~15mm。

d：浸润深度大于15mm。

6.uT4a：肿瘤侵犯穿透浆膜层。

uT4b：肿瘤侵犯邻近器官。

### （二）uN分期

1.uN0：未见转移性淋巴结。

2.uN1：区域转移性淋巴结1~3个。

a：1个淋巴结。

b：2~3个淋巴结。

c：癌结节。

3. N2：区域转移性淋巴结大于等于4个。

a：4~6个淋巴结。

b：大于等于7个淋巴结。

## 六、穿刺活检用于直肠肿物诊断

对疑似直肠癌或腺瘤进行活检以明确病理是必要的检查手段。术前直肠肿瘤的病理明确诊断，特别是随着免疫治疗成为目前治疗热点情况下，术前获取足够病理标本是术前临床分期和治疗决策的关键。另外，对直肠癌术后复发肿瘤的检出，也意义重大。

### （一）穿刺活检探头选择

（1）单平面端扫式凸阵探头：匹配相应探头穿刺引导架。

（2）双平面一凸阵一线阵探头或双凸阵探头：凸阵平面扫查病灶横断面，频率通常在3.5~9.5 MHz间，扇形扫查角度通常在200°~220°间，线阵平面扫查病灶纵切面，频率通常在3.5~9.5 MHz间，长度6~6.5 cm。线阵探头频率更高，分辨率更高，穿透性低于凸阵探头。上述探头均匹配相应探头穿刺引导架。

### （二）穿刺活检适应证

（1）直肠及肛管占位性病变，需要明确病理。

（2）直肠癌术后，吻合口或肠周、盆底怀疑复发或种植，需要明确病理。

（3）直肠肠周淋巴结、可探及的髂血管旁淋巴结，需要明确有无转移。

（4）肠腔狭窄处可通过腔内探头，病灶远端超声探头扫查范围可探及。

（5）可耐受肠道清洁灌肠或者经直肠腔内超声检查患者。

### （三）穿刺活检禁忌证

（1）血友病及凝血功能障碍疾病病史者，如近期服用抗凝药物（如阿司匹林、华法令、利伐沙班等）。

（2）肝硬化、脾亢或其他原因导致血小板计数小于$50\times10^9$/L，凝血酶原活动度（PTA小于60%）。

（3）全身恶液质、营养状况差无法耐受穿刺者；或穿刺部位肠腔重度狭窄，超声探头无法进入者；或者病变位置过高超过超声探头扫查范围者；或穿刺部位局部溃破、接受放射治疗后经久不愈、严重糖尿病患者。

（4）严重局部或全身感染浓度血症等情况。

### （四）穿刺活检技术要点

1.准备工作

（1）环境要求：安静独立空间——保护患者隐私，有助于缓解病人紧张情绪。

（2）设备及用品准备：穿刺包、穿刺引导架（消毒）、无菌长棉签、无菌探头保护套、无菌耦合剂以及清洁垫巾、医用碘附、病理标签以及病理标本瓶、18 G（25 cm）自动或半自动穿刺枪或穿刺针。

（3）患者准备：①穿刺前检查明确穿刺可行性，患者血常规、出凝血及传染病无异常。充分告知患者穿刺过程、风险及注意事项，患者本人签署知情同意书。②肠道准备：为避免食物碎屑及残渣干扰，患者通常空腹6小时后行清洁灌肠，或者口服轻泻药，直至肠道排空。③衣物准备：患者可更换肠道检查专用检查裤子，或者用干净被单遮盖患者隐私部位，充分尊重患者，方便检查。④体位准备：患者采取左侧卧位，臀部下方铺有清洁垫巾，下肢髋及膝关节屈曲，或右髋及右膝屈曲而左下肢微曲。

2.操作步骤

（1）打开穿刺包，用长棉签蘸取医用碘附，消毒肛周及肛管直肠2~3次，铺巾。

（2）戴无菌手套，探头涂无菌耦合剂，用无菌探头保护套保护探头，安装穿刺引导架后，在探头端涂抹无菌耦合剂并套上第二层无菌探头保护套。

（3）探头通过肛门缓慢进入肛管直肠，可清楚显示病灶，经人工手动扫查肿瘤，评估穿刺安全性，选择最佳穿刺点。调出穿刺引导线。如果配备有双平面等超声探头，可采用双平面切换，选择双平面穿刺显示。

（4）选择18 G（25 cm）穿刺活检枪或活检针，经过穿刺引导架到达病灶位置，发射，采集图像，取出穿刺活检枪或活检针，标本留存。再次消毒，重复上述操作，2~4次，取材多少根据取材量质量与安全性评估选择。

（5）标本封存，病理标签姓名、住院号或门诊号、年龄、穿刺部位核对。

（6）长棉签压迫止血10~30分钟，止血后无异常，可自行离开或返回病房。叮嘱静卧休息，减少剧烈活动；饮食以半流质或细软饭为主；可口服左氧氟沙星、甲硝唑或头孢类抗生素抗炎3天，注意观察血便情况，如有异常及时就医。

### （五）活检局限性

（1）肠腔重度狭窄，超声探头无法进入；或病变位置过高超过探头扫查范围。

（2）易受肠道准备条件或肠道气体干扰。

### （六）副作用

（1）少数患者会在穿刺后出现少量出血。

（2）少数患者肛门痔疮、肛裂或放疗后肛周损伤，在检查过程中会有疼痛感。

（3）少数患者穿刺后会出现感染、炎症反应。

总之，经直肠超声检查及穿刺活检经历了几十年发展，技术革新以及操作应用均取得了广泛进步。对于直肠肿瘤诊断具有显著优势，可有效提高分期准确性。经直肠引导穿刺活检可获取病理标本，明确病理类型。作为一项有效、便捷、低廉的直肠肿瘤诊断的重要技术手段，需更加规范化地推广及应用。

## 参考文献


1. 周永昌.超声医学（第6版）.北京：人民军医出版社，2011.
2. 张晟.颈部常见肿瘤超声诊断图谱（第1版）.天津：天津科技翻译出版有限公司，2021.
3. 侯婉青.超声评价甲状腺结节的临床价值.现代医用影像学，2021，30（10）：1914-1917.
4. 陈新华，张晓滨，洪永强.超声新技术在甲状腺超声诊断教学中的探讨.中国继续医学教育，2022，14（07）：184-188.
5. Grani G，Sponziello M，Pecce V，et al. Contemporary Thyroid Nodule Evaluation and Management. J Clin Endocrinol Metab. 2020，105（9）：2869-2883.
6. 刘如玉，张波.超声在甲状腺结节和甲状腺癌全程管理中的作用.中国医学科学院学报，2017，39（03）：445-450.
7. 赫捷，李进，程颖，等.中国临床肿瘤学会（CSCO）分化型甲状腺癌诊疗指南（2021年版）.肿瘤预防与治疗，2021，34（12）：1164-1201.
8. 甲状腺及相关颈部淋巴结超声若干临床常见问题专家

共识（2018年版）. 中国超声医学杂志，2019，35（03）：193-204.

9. 何小亭，祝立洲，潘洋. 高频超声预测甲状腺癌合并颈部淋巴结转移的临床价值. 分子影像学杂志，2022，45（05）：667-672.

10. 高明，葛明华，嵇庆海，等. 甲状腺微小乳头状癌诊断与治疗中国专家共识（2016年版）. 中国肿瘤临床，2016，43（10）：405-411.

11. Horvath E，Majlis S，Rossi R，et al. An ultrasonogram reporting system for thyroid nodules stratifying cancer risk for clinical management. The Journal of Clinical Endocrinology & Metabolism，2009，94（5）：1748-1751.

12. 朱佳琳，赵静，魏玺，等. 改良甲状腺影像报告及数据系统在甲状腺髓样癌诊断中的价值. 中华肿瘤杂志，2017，39（8）：618-623.

13. Zhu J L，Li X，Wei X，et al. The application value of modified thyroid imaging report and data system in diagnosing medullary thyroid carcinoma. Cancer Med，2019，8（7）：3389-3400.

14. 孙渭玲，严碧歌，马磊. 超声弹性成像技术及其应用. 现代生物医学进展，2007，(09)：1411-1413.

15. 黄先. 高频超声、超声弹性成像在甲状腺良恶性结节中的诊断价值分析. 现代医学与健康研究电子杂志，2022，6（18）：94-97.

16. 金壮，于馨，高越，等. 超声造影在甲状腺癌中应用研究. 临床军医杂志，2021，49（11）：1209-1212.

17. 邓佳琳，王小平. 超声引导下微波消融治疗甲状腺良性结节的临床效果及安全性评估. 现代肿瘤医学，2022，30（21）：3882-3886.

18. 徐栋. 甲状腺超声诊断与微创介入治疗的现状与展望. 中华医学超声杂志（电子版），2020，17（01）：1-5.

19. 魏玺，王晓庆，王猛，等. 细针穿刺活检结合分子检测在甲状腺结节鉴别诊断中的研究进展. 中国肿瘤临床，2018，45（01）：33-36.

20. Oeffinger K C，Fontham E T，Etzioni R，et al. Breast Cancer Screening for Women at Average Risk：2015 Guideline Update From the American Cancer Society JAMA，2015，314（15）：1599-1614.

21. 中国抗癌协会乳腺癌专业委员会. 中国抗癌协会乳腺癌诊治指南与规范（2021年版）. 中国癌症杂志，2021，31（10）：954-1040.

22. Geisel J，Raghu M，Hooley R. The Role of Ultrasound in Breast Cancer Screening：The Case for and Against Ultrasound. Semin Ultrasound CT MR，2018，39（1）：25-34.

23. 黄育北，佟仲生，陈可欣，等. 《中国女性乳腺癌筛查指南》解读（精简版）. 中国肿瘤临床，2019，46（09）：432-440.

24. Daly M B，Pal T，Berry M P，et al. Genetic/Familial High-Risk Assessment：Breast，Ovarian，and Pancreatic，Version 2.2021，NCCN Clinical Practice Guidelines in Oncology. J Natl Compr Canc Netw，2021，19（1）：77-102.

25. Sciaraffa T，Guido B，Khan S A，et al. Breast cancer risk assessment and management programs：A practical guide. Breast J，2020，26（8）：1556-1564.

26. 张晟，魏玺，忻晓洁，等. 颈部常见肿瘤超声诊断图谱. 天津：天津科技翻译出版公司，2021.

27. 锺村正，孙心平. 超声解剖及扫查技巧图解. 北京：北京科学技术出版社，2019.

28. 唐杰，姜玉新. 超声医学. 北京：人民卫生出版社，2009：657-674.

29. 钟红，罗葆明，吴中耀. 临床浅表器官超声诊断学. 广州：广东科技出版社，2004：13-28.

30. 周永昌，郭万学. 超声医学（第5版）. 北京：科学技术文献出版社，2006：170-177.

31. 韩峰，邹如海，林僖，等. 常规超声和超声造影在浅表淋巴结良恶性鉴别诊断中的价值. 中华超声影像学杂志，2010，19（3）：234-237.

32. 史国红，王学梅，欧国成，等. 颈部淋巴结超声弹性成像与常规超声检查的对照研究. 中国超声医学杂志，2010，26（8）：730-733.

33. 姜玉新，张运. 超声医学. 北京：人民卫生出版社，2015年.

34. 陈敏华，严昆，戴莹，肝超声造影应用指南（中国）（2012年修改版）. 中华超声影像学杂志，2013，22（8）：696-722.

35. Christoph F，Dietrich，et. al. Guidelines and Good Clin-

ical Practice Recommendations for Contrast Enhanced Ultrasound（CEUS）in the Liver – Update 2020. Ultraschall Med，2020，41（5）：562–585.

36. 王金锐，曹海根．实用腹部超声诊断学．北京：人民卫生出版社．

37. 郭万学．超生医学（第6版）．北京：人民军医出版社，2015.

38. 曹海根，王金锐．实用腹部超声诊断学．北京：人民卫生出版社，2009.

39. 周永昌，郭万学．超声医学（第3版）．北京：科学技术文献出版社，1998.

40. Carol M，Rumack，et al. Diagnostic ultrasound—4th . Mosby Inc，an affiliate of Elsevier Inc，2011.

41. 龚渭冰．超声诊断学（第3版）．北京：科学出版社，2016.

42. 张仲一，吴微，严昆，等．超声造影诊断胆囊实性病变：与常规超声、增强CT/MRI对比．中国介入影像与治疗学，2014，11（5）：302–305.

43. 唐鹤文，张仲一，丛悦，等．超声造影达到时间参数成像鉴别诊断胆囊病变．中国医学影像技术，2020，

36（6）：863-867.

44. 费翔，罗渝昆. 胆囊超声造影指南解读与图像分析. 中华医学超声杂志（电子版），2018，15（1）：5-9.

45. 中国医师协会超声医师分会. 中国超声造影临床应用指南. 北京：人民卫生出版社，2017：4.

46. Wu C H，Luo Y，et al. Algorithmic approaches to the diagnosis of gallbladder intraluminal lesions on ultrasonography. J Chin Med Assoc，2018，81（4）：297-304.

47. Badea R，Zaro R，et al. Ultrasound in the examination of the gallbladder - a holistic approach：grey scale，Doppler，CEUS，elastography，and 3D. Med Ultrason，2014，16（4）：345-355.

48. 中国医师协会超声医师分会. 中国腹部超声检查指南. 北京：人民卫生出版社，2022.

49. 王元元，朱嘉宁，李秋洋. 常规超声及超声造影诊断小肾肿瘤的价值. 中国超声医学杂志，2022，38（07）：803-806.

50. 忻晓洁，张晟，穆洁. 超声造影在鉴别小肾癌与脂肪缺乏型肾错构瘤中的应用价值. 中华泌尿外科杂志，2016，37（06）：436-439.

51. 王丽，魏雪晴，张晟. 超声造影与微血管成像对肾脏肿瘤良恶性鉴别诊断的价值. 中华肿瘤杂志，2022，44（08）：877-881.

52. 夏祯，金利芳，杜联芳.CEUS定量分析在肾脏肿瘤诊断中的应用. 中国医学影像技术，2018，34（04）：629-632.

53. 郑丽丽，任新平，林艳艳. 常规超声结合超声造影对肾透明细胞癌与肾血管平滑肌脂肪瘤的鉴别诊断价值. 第二军医大学学报，2021，42（06）：609-616.

54. 周青，陈琴. 超声造影对肾脏实性肿瘤的定性诊断价值. 中国医学影像学杂志，2018，26（08）：602-605+611.

55. 黄备建，李翠仙，王文平. 超声造影检出微小肾细胞癌的策略探讨. 中华超声影像学杂志，2020，29（07）：608-612.

56. 李秋洋，李楠，唐杰. 超声造影在泌尿系统肿瘤诊断中的应用. 中华肾病研究电子杂志，2018，7（05）：220-223.

57. 陈远哲，常雪峰，管波. 混合现实技术联合实时超声在腹腔镜下肾部分切除术治疗完全内生型肾肿瘤的临床应用.现代泌尿外科杂志，2022，27（08）：670-673+678.

58. 黄建文，胡晓勇，傅强.超声监测下腹腔镜肾部分切除术治疗完全内生性肾肿瘤的疗效分析.临床泌尿外科，2022，37（04）：252-256.

59. 秦保龙，王少刚，郭小林.术中超声在完全内生型肾肿瘤腹腔镜肾部分切除术中的临床应用.临床泌尿外科杂志，2020，35（08）：658-660.

60. Bimal Bhindi， et al. Predicting Renal Function Outcomes After Partial and Radical Nephrectomy. European Urology，2019，75（5）：766-772.

61. Julia B， Finkelstein， et al. Accuracy of Ultrasound in Identifying Renal Scarring as Compared to DMSA Scan. Urology，2020，138（prepublish）：134-137.

62. Rossano Girometti， Tiziano Stocca， Michele Bertolotto. Impact of contrast-enhanced ultrasound in patients with renal function impairment. World Journal of Radiology，2017，9（01）：10-16.

63. 刘学明，蒋天安，杨斌.腹部超声诊断学图解.北京：人民军医出版社，2011.

64. 严昆. 超声造影在腹部应用现状及问题. 中华医学超声杂志（电子版），2010，7（12）：2008-2015.
65. 徐明. 超声造影在胰腺囊实性病变鉴别诊断中的应用价值. 中华超声影像学杂志，2014，23（10）：6.
66. 杨楠楠，刘佳宁. 不同途径超声检查在不同类型子宫肌瘤诊断中的应用. 中国超声医学杂志，2022，38（9）：1048-1050.
67. 吴青青. 妇产科超声新进展. 中国医学影像技术，2021，37（3）：321-323.
68. 周毓青. 妇科疾病超声诊断策略. 中华医学超声杂志（电子版），2016，13（5）：324-330.
69. 朱燕，刘政，梁会泽，等. 超声造影评估宫颈癌化疗疗效的价值. 中国超声医学杂志，2017，33（3）：256-259.
70. 刘春，卢漫，李婷婷，等. 经阴道实时剪切波弹性成像对宫颈疾病的诊断价值. 中国超声医学杂志，2019，35（1）：46-48.
71. 吴言，雨山，李子安，等. Logistic 回归评价经阴道常规超声联合三维能量多普勒超声对卵巢肿瘤的鉴别诊断价值. 中华超声影像学杂志，2018，27（3）：

237–242.

72. 许爱玲，聂芳，高峻，等. 超声造影和国际卵巢肿瘤分析组织（IOTA）简单评价法鉴别诊断附件区肿瘤良恶性的价值比较. 中华超声影像学杂志，2018，27（11）：986–990.

73. 程广文. 超声医学在卵巢肿瘤诊断和化疗效果评估中应用的研究进展. 复旦学报：医学版，2021，48（4）：545–550.

74. 孙丽娟，吴青青，张铁娟，等. 三维超声成像术前评价卵巢肿物的临床价值. 中华医学超声杂志（电子版），2017，14（2）：105–110.

75. 刘春，李媛，朱熠，等. 探讨多模态超声诊断卵巢GI-RADS 4类肿块的价值. 中国超声医学杂志，2022，38（4）：414–417.

76. 刘伟伟，张路平，闫晓静，等. 腔内超声及超声弹性成像鉴别诊断子宫肌瘤与子宫腺肌瘤. 中国超声医学杂志，2017，33（11）：1010–1012.

77. 中国医师协会超声医师分会. 中国超声造影临床应用指南. 北京：人民卫生出版社，2017.

78. 中国医师协会超声医师分会. 中国妇科超声检查指

南.北京：人民卫生出版社，2017.

79. 中国医师协会超声医师分会.中国介入超声临床应用指南.北京：人民卫生出版社，2017.

80. 孔秋英，谢红宁.妇产科影像诊断与介入治疗学.北京人民卫生出版社，2001：525.

81. 谢红宁.妇产科超声诊断学.北京：人民卫生出版社，2005.

82. 聂芳，谢红宁.妇产超声造影图鉴.北京：人民卫生出版社，2022.

83. Sidhu P S，Cantisani V，Dietrich C F，et al. The EFSUMB Guidelines and Recommendations for the Clinical Practice of Contrast-Enhanced Ultrasound（CEUS）in Non-Hepatic Applications：update 2017（long version）. Ultraschall Med，2018，39（2）：e2-e44.

84. R. L. Siegel，K. D. Miller，H. E.，et al. Cancer Statistics. CA Cancer J Clin，2021，71（1）:7-33.

85. W. Cao，H. D. Chen，Y. W.，et al. Changing profiles of cancer burden worldwide and in China：a secondary analysis of the global cancer statistics 2020. Chin Med J (Engl)，2021，134（7）：783-791.

86. U. Hildebrandt, G. Feifel. Preoperative staging of rectal cancer by intrarectal ultrasound. Dis Colon Rectum, 1985, 28（1）: 42-46.

87. Wild J J, Reid J M. Diagnostic use of ultrasound. Br J Phys Med, 1956, 11: 248-264.

88. Alzin H H, Kohlberger E, Schwaiger R, et al. echographie endorectale dans la chirurgie du rectum. Ann Radiol, 1983, 26: 334-336.

89. Dragsted J, Gammelgaard J. Endoluminal ultrasonic scanning in the evaluation of rectal cancer: a preliminary report of 13 cases. Gastrointest Radiol, 1983, 8: 367-369.

90. Beynon J, Foy D M, Temple L N, et al. The endosonic appearances of normal colon and rectum. Dis Colon Rectum, 1986, 28: 810-813.

91. Hildebrandt U, Feifel G. Preoperative staging of rectal cancer by intrarectal ultrasound. Dis Colon Rectum. 1985, 28: 42-46.

92. 王平治.应用经直肠超声检查及内窥镜淋巴闪烁照相术作直肠癌手术前分期.国外医学（消化系疾病分

册），1985（04）：244-245.

93. 金国翔，喻德洪 . 直肠内超声在直肠癌分期中的价值（文献综述）. 国外医学 . 外科学，1987（05）：271-272.

94. Nuernberg D，Saftoiu A，Barreiros AP，et al. EFSUMB Recommendations for Gastrointestinal Ultrasound Part 3：Endorectal，Endoanal and Perineal Ultrasound. ULTRASOUND INT OPEN，2019，5（1）：e34-e51.

95. Liu M，Yin S，Li Q，et al. Evaluation of the Extent of Mesorectal Invasion and Mesorectal Fascia Involvement in Patients with T3 Rectal Cancer With 2-D and 3-D Transrectal Ultrasound：A Pilot Comparison Study With Magnetic Resonance Imaging Findings. Ultrasound Med Biol，2020，46（11）：3008-3016.

96. M. J. Kim. Transrectal ultrasonography of anorectal diseases：advantages and disadvantages. ltrasonography，2015，34（1）：19-31.

97. G. A. Santoro. Preoperative staging of rectal cancer：role of 3D endorectal ultrasonography. Acta Chir Iugosl，2012，59（2）：57-61.

98. 陈立达，王伟，谢晓燕，等.经直肠超声在直肠癌治疗决策中的应用价值及进展.中华普通外科学文献（电子版），2017，11（05）：352-356.

99. Liu M，Lu Z H，Wang Q X，et al. Diagnostic value，safety，and histopathologic discrepancy risk factors for endoscopic forceps biopsy and transrectal ultrasound-guided core needle biopsy in rectum lesions. Ann Transl Med，2019，7（21）：607.

100. Benson A B，Venook A P，Al-Hawary M M，et al. NCCN Guidelines Insights：Rectal Cancer. J Natl Compr Canc Netw，2020，18（7）：806-815.